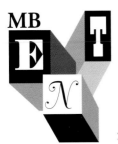

JN095140

編集企画にあたって……

　めまいの診断過程では，症状から疾患を想定し検査結果がその疾患に合致するかどうかを判断する．そのため，多くのめまい疾患の診断基準は症状項目と検査項目から成り立っている．例えば，日本めまい平衡医学会の診断基準(2017年)では，メニエール病確実例の診断には，純音聴力検査や平衡機能検査で聴覚症状や前庭症状を客観的に証明することが求められている．さらに，メニエール病の確定診断には，画像による内リンパ水腫の証明が必要である．Bárány Society の診断基準では，両側前庭機能障害や加齢性前庭障害は，ビデオヘッドインパルス検査，温度眼振検査，回転検査のいずれかによる外側半規管機能障害の証明が必要である．

　めまい検査の重要性は，このように診断に必須であるという点だけではない．回転検査と温度刺激検査しかなかった時代には，垂直半規管機能や耳石機能の検査法開発は最先端の研究であった．しかし現在は，ビデオヘッドインパルス検査やVEMPの登場により，これらも標準検査となった．すなわち，最先端のめまい検査の開発は，研究を牽引する役割も持っている．

　本特集では，めまい診断に不可欠であるめまい検査に関し，標準的な検査から最先端検査まで各領域のエキスパートに執筆を依頼した．取り上げた検査は，問診票，回転検査，温度刺激検査，ビデオヘッドインパルス検査，前庭誘発筋電位，重心動揺検査，自覚的視性垂直位，内リンパ水腫推定検査，画像検査，VOGである．検査の原理，対象疾患，正常値，ピットフォールなど，標準検査として知っておくべき内容とともに，研究レベルでの知見も収載した．本特集で，標準検査としてのめまい検査とめまい平衡医学研究の一端としてのめまい検査の理解が進むことを希望してやまない．

2023年7月

堀井　新

KEY WORDS INDEX

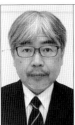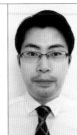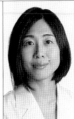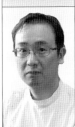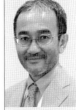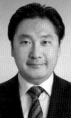
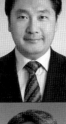
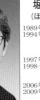

CONTENTS

めまい検査を活用しよう
—適応と評価—

編集企画／堀井　新
新潟大学教授

Monthly Book ENTONI　No. 288/2023. 9　目次

編集主幹／曾根三千彦　香取幸夫

【ENTONI®（エントーニ）】
ENTONIとは「ENT」（英語のear, nose and throat：耳鼻咽喉科）にイタリア語の接尾辞 ONE の複数形を表す ONI をつけ，耳鼻咽喉科領域を専門とする人々を示す造語．

ENTONI
Monthly Book
エントーニ

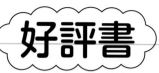

耳鳴・難聴への効果的アプローチ

No. 258 （2021年 5 月号）
編集企画／佐野　肇（北里大学教授）

現在考え得る最良の治療方針が選択できるようまとめられた一冊

- 耳鳴診療ガイドライン―診断と評価法―
- 耳鳴診療ガイドライン―治療法とその効果―
- TRT療法を中心とした耳鳴りへのアプローチ
- 補聴器を用いた耳鳴治療
- 楽音声耳鳴（音楽幻聴症）
- 難聴へのアプローチと認知症
- 突発性難聴治療のエビデンス
  ―急性感音難聴診療の手引きより―
- 外リンパ瘻の新しい診断法
- Hidden hearing loss とは？
- 感音難聴治療の近未来

聴覚検査のポイント
―早期発見と適切な指導―

No. 253 （2021年 1 月号）
編集企画／小林一女（昭和大学教授）

聴覚検査の基本から、補聴器・人工内耳装用適応、診断のポイントなどを解説

- 聴力正常とは
- 骨導値の見方、この骨導値は正しいか
- 鼓膜正常で気骨導差のある聴力図の見方
- 感音難聴　内耳障害の診断
- 純音聴力検査と語音聴力検査
- 補聴器適応決定のポイント
- 人工内耳適応決定のポイント
- 乳幼児聴覚検査のポイント
- 新生児聴覚スクリーニング refer 児の検査
- 純音聴力検査結果の信頼性を疑う場合の対応

"めまい"を訴える患者の診かた

No. 267 （2022年 2 月号）
編集企画／角南貴司子（大阪市立大学教授）

各検査による診断方法、診断基準からの鑑別など詳しく解説

- 救急におけるめまいを訴える患者の診かた
- 頭痛を訴えるめまい患者の診かた
- めまいを訴える小児の診かた
- 耳鼻咽喉科疾患と高齢者（65歳以上）への対応―めまい―
- 難聴とめまいを訴える患者の診かた
- 持続する浮遊感を訴える患者の診かた
- 頭位性めまいを訴える患者の診かた
- 精神疾患を合併するめまいを訴える患者の診かた
- 外傷によるめまいを訴える患者の診かた

めまい・ふらつき
―QOL向上をめざした診療―

No. 256 （2021年 4 月号）
編集企画／岩﨑真一（名古屋市立大学教授）

めまい・ふらつきを生じる疾患およびそれらの診断法、治療法についてまとめられた一冊

- めまい・ふらつきを生じる疾患（総論）
- めまい・ふらつきに対する診断のポイント
- めまい・ふらつきの鑑別に必要な検査
- めまい・ふらつきを生じる前庭疾患
- めまい・ふらつきを生じる中枢疾患
- めまいを生じる機能性疾患・精神疾患
- めまい・ふらつきを生じる全身疾患
- めまい・ふらつきに対する薬物治療
  ―適応のある薬剤の一覧―
- めまい・ふらつきに対するリハビリテーション治療
- めまい・ふらつきに対する新規治療

 全日本病院出版会　〒113-0033 東京都文京区本郷 3-16-4　Tel：03-5689-5989
www.zenniti.com　Fax：03-5689-8030

MB ENT, 288：1-9, 2023

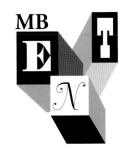

◆特集・めまい検査を活用しよう─適応と評価─

問診票

堀井　新*

Abstract　めまい診療では，特に他覚所見が消失した慢性期には，問診票を用いて症状を評価することが重要である．VSS-sf はめまい症状そのものを，DHI はめまいによる機能障害を，VHQは患者の生活での困りごとを中心とした機能障害の評価に適している．BPPV や PPPD など，疾患特異的な問診票もスクリーニングに有用である．めまいに合併し発作や増悪に関与する不安症や抑うつも，問診票を用いてスクリーニング，評価することが重要である．

Key words　VSS-sf, DHI, VHQ, 良性発作性頭位めまい症(BPPV), 持続性知覚性姿勢誘発めまい(PPPD), 新潟 PPPD 問診票(NPQ), HADS

はじめに

めまいの重症度は，眼振や体平衡などの検査所見と自覚症状を組み合わせて評価するが，慢性化しためまいでは他覚所見を欠く例も多い．そのような場合は，自覚症状を丁寧に聞くとともに，問診票を用いて点数化し評価することが重要である．

本稿では，めまい症状一般の評価に頻用される DHI(Dizziness Handicap Inventory)，VHQ(Vertigo Handicap Questionnaire)，VSS-sf(Vertigo Symptom Scale-short form)，良性発作性頭位めまい症(BPPV)や持続性知覚性姿勢誘発めまい(PPPD)など特定の疾患を対象とした問診票，そしてめまい患者によく合併する，不安症や抑うつなどの精神症状を評価する問診票に関して概説する．

めまい症状に関する問診票

1．DHI(Dizziness Handicap Inventory)(表1)

DHI[1]は，めまいによる日常生活機能障害を評価する問診票で，physical, emotional, functional の 3 つのサブスケールから構成される．日本語版[2]の信頼性は，Cronbachα 係数がすべてのサブスケールで 0.78 以上であることにより証明されている．また，DHI の妥当性は，総計が VAS(visual analogue scale)と相関すること，emotional サブスケールが STAI の特性不安(後述)や CMI(後述)と相関することにより証明されている．25 の質問項目からなり，各項目に 0 点，2 点，4 点を配点し 100 点満点となる．点数が高いほど障害が強いことを示し，46 点以上が重症の目安となる．

小児など自分で問診票に回答することが困難と考えられる症例に対して養育者が点数をつける DHI for patient caregivers(DHI-PC)も開発され，日本語版の信頼性および妥当性が検証されている[3]．

2．VHQ(Vertigo Handicap Questionnaire)(表2)

VHQ[4]は DHI と類似しためまいの問診票で，質問項目は抑うつと不安，めまいによる身体活動や社会活動の制限，社会的な不安，めまいに対する恐怖，めまい発作の強さの 5 項目でトータル 25 の質問から構成される．DHI のようなサブスケール

* Horii Arata, 〒 951-8510 新潟市中央区旭町通 1 757　新潟大学大学院医歯学総合研究科耳鼻咽喉科・頭頸部外科学分野，教授

表 1. 日本語版 DHI

Dizziness Handicap Inventory(Jacobson 1990)　　　　　　　　　　　　　　　記載日　　年　　月　　日

お名前　　　　　　　　　　カルテ番号

この調査の目的は，あなたがめまいによって，日常生活上どのような支障をきたしているのかを知ることにあります．
それぞれの質問に「はい」「時々」「いいえ」のどこにあたるか○をしてください．

1	上を向くと，めまいは悪化しますか？	はい　時々　いいえ	P
2	めまいのために，ストレスを感じますか？	はい　時々　いいえ	E
3	めまいのために，出張や旅行などの遠出が制限されていますか？	はい　時々　いいえ	F
4	スーパーマーケットなどの陳列棚の間を歩く時に，めまいが増強しますか？	はい　時々　いいえ	P
5	めまいのために，寝たり起きたりする動作に支障をきたしますか？	はい　時々　いいえ	F
6	めまいのために，映画，外食，パーティーなど外出することを制限していますか？	はい　時々　いいえ	F
7	めまいのために，本や新聞を読むのが難しいですか？	はい　時々　いいえ	F
8	スポーツ，ダンス，掃除や皿を片付けるような家事などの動作でめまいが増強されますか？	はい　時々　いいえ	P
9	めまいのために，1人で外出するのが怖いですか？	はい　時々　いいえ	E
10	めまいのために，人前に出るのが嫌ですか？	はい　時々　いいえ	E
11	頭をすばやく動かすと，めまいが増強しますか？	はい　時々　いいえ	P
12	めまいのために，高い所へは行かないようにしていますか？	はい　時々　いいえ	F
13	寝返りをすると，めまいが増強しますか？	はい　時々　いいえ	P
14	めまいのために，激しい家事や庭掃除などをすることが困難ですか？	はい　時々　いいえ	F
15	めまいのために，周囲から自分が酔っているように思われているのではないかと心配ですか？	はい　時々　いいえ	E
16	めまいのために，1人で散歩に行くことが困難ですか？	はい　時々　いいえ	F
17	歩道を歩くときに，めまいは増強しますか？	はい　時々　いいえ	P
18	めまいのために，集中力が妨げられていますか？	はい　時々　いいえ	E
19	めまいのために，夜暗いときには，自分の家の周囲でも歩くことが困難ですか？	はい　時々　いいえ	F
20	めまいのために，家に1人でいることが怖いですか？	はい　時々　いいえ	E
21	めまいのために，自分がハンディキャップ(障害)を背負っていると感じますか？	はい　時々　いいえ	E
22	めまいのために，家族や友人との関係にストレスが生じていますか？	はい　時々　いいえ	E
23	めまいのために，気分が落ち込みがちになりますか？	はい　時々　いいえ	E
24	めまいのために，あなたの仕事や家事における責任感が損なわれていますか？	はい　時々　いいえ	F
25	身体をかがめると，めまいが増強しますか？	はい　時々　いいえ	P

P：physical(7項目)，E：emotional(9項目)，F：functional(9項目)
「はい」を4点，「時々」を2点，「いいえ」を0点で採点した．

（文献2より転載）

ごとの評価はしない．100点満点で評価し，点数が高いほど障害が強いことを示す．日本語版 VHQ[5]の Cronbachα 係数は 0.77 で，その信頼性が証明されている．また，日本語版 VHQ は DHI 日本語版，HADS(後述)，STAI(後述)と相関することから，その信頼性も証明されている．DHI は医学的な観点からめまいの身体症状やめまいに対する不安・恐怖を評価する項目から構成されるのに対し，VHQ はより患者自身が感じる障害や生活の困難さを反映していることから，患者カウンセリングや心理的サポートによる効果を判断するのに適するとされている．

3．VSS-sf(Vertigo Symptom Scale-short form)(表3)

VSS-sf[6]は，34項目からなる VSS を15項目に短縮したバージョンで，前庭症状(長期)，前庭症状(短期)および自律神経症状からなる問診票である．DHI や VHQ にあるような，社会不安や活動制限に関する項目は含まれない．1項目に0〜4点を配し，合計0〜60点となる．12点以上で重症と

以下の質問は，めまいが生活に支障を与えると思われる状況について，記述してあります．（この質問紙における「めまい」とは，あなたがふらつき，ふわふわ感，不安定さなどとよぶ感覚に対して使用されています）．

それぞれの質問に 0 から 4 までの数字に○をして回答することで，めまいがこれらのどのような面であなたの生活に影響を与えているかを教えて下さい．

回答の区分は：

0	1	2	3	4
全くなし	まれにある	ときどきある	しばしばある	いつもある

それぞれの質問を読んで，現時点でめまいがそれぞれの状況でどの程度の時間（もしくはずっと），あなたの生活に支障を来しているかを，数字に○をして教えて下さい．

  1 私はめまいのせいで社会的生活に制限を受けている．
    （全くなし）0 1 2 3 4（いつも）
＊2 私は今でも趣味や余暇を楽しむことができている．
    （例：水泳，ダンス，スポーツ）
  3 私の友人や親族の中の何人かは，私のめまいのためにイライラしている．
＊4 私はすばやく，自由に動き回ることができる．
  5 私は以前より自信をなくしている．
＊6 私はひとりで外出できて幸せである．
  7 私のめまいは，私の家族の生活に制限を与えている．
  8 読書や裁縫といった静かな趣味も困難である．
＊9 私はめまいがあってもいまだに旅行に行く事ができる．
 10 私はかがまないようにしている．
＊11 私の家族は私のめまいにうまく対応できている．
 12 私の友人は私のめまいに対して理解できていないので，うまく対処できていない．
 13 私にはなにか重大な異常があるかもしれないと思っている．
＊14 人々はめまいがもたらす問題について理解している．
 15 私は予期しないめまい発作があるのではと不安である．
＊16 めまい発作の間も，そのとき自分がしていたことをなんとか続けることができる．
 17 発作がおそろしい．
＊18 私は長い距離を歩くことができる．
 19 めまいのために私は心配である．
 20 その日に出来ないことを考えて，前もって計画を立てないようにしている．
＊21 私は日常の活動を難なくすることができる．
    （例：買い物，ガーデニング，家の周りの仕事）
 22 自分のせいで物事をだめにしてしまい他人に申し訳なく思う．
 23 私はめまいのせいでかなり気分が滅入っている．
＊24 めまい発作の間も，もし座っていれば大丈夫である．
 25 もし公共の場でめまい発作が来たらはずかしいと思う．

			はい	いいえ

26 あなたは現在雇われていますか（印を付けて下さい）   はい   いいえ
    もし答えが「いいえ」であれば以下の質問の a)にだけお答え下さい．
    a）あなたはめまいのために仕事をあきらめたのですか   はい   いいえ
    b）めまいのためにあなたのしていた仕事の職種を変えたことがありますか   はい   いいえ
    c）めまいのためにあなたは仕事をするのが困難ですか   はい   いいえ

＊質問 2，4，6，9，11，14，16，18，21，24 は逆転項目となっている．これらについては 0 を 4 点，4 を 0 点として採点を行う．

（文献 5 より転載）

される．日本語版[7]の信頼性および妥当性が証明されている[8]．自律神経症状は，頭痛，冷え・ほてり，動悸に関する質問で，患者が「不安」と認識していない場合でも身体症状から不安症を聴取できる特徴をもつ．総合点だけでなく，3 つの因子を独立して評価することも可能である．

4．問診票の使い分け

上述した各問診票の特徴をまとめると，VSS-sf は短期あるいは長期の前庭症状と自律神経症状を評価し，めまいによる直接的な症状を反映しやす

表 3. 日本語版 VSS-sf

めまいに関して，最近，どのような症状があるのかを教えてください．<u>最近 1 カ月間に</u>，以下のそれぞれの症状が何回くらいあったか，あてはまる番号に○をつけてください．

答えの区分

0	1	2	3	4
全くない	約 1〜3 回	数回 (約 4〜6 回)	ひんぱん (約 7 回〜14 日)	非常に多い (約 15 日〜)

<u>最近 1 カ月間に</u>，以下の症状がどれくらいの回数ありましたか？

		0	1	2	3	4
1.	自分自身か，自分の周りのものが，回転したり動いたりする感じ (20 分以内で終わるもの)	0	1	2	3	4
2.	ほてり，または冷え	0	1	2	3	4
3.	吐き気(気持ち悪いこと)，吐くこと	0	1	2	3	4
4.	自分自身か，自分の周りのものが，回転したり動いたりする感じ (20 分以上続くもの)	0	1	2	3	4
5.	心臓が強く脈打つ，ドキドキする	0	1	2	3	4
6.	ふらふらする感じ，方向感覚がない感じ，ゆらゆらしている感じ (一日中続くもの)	0	1	2	3	4
7.	頭痛や，頭の圧迫感	0	1	2	3	4
8.	支えなしではしっかり立ったり歩いたりできず，片側に曲がったりよろめいたりする	0	1	2	3	4
9.	息苦しさや，息切れ	0	1	2	3	4
10.	今にもバランスを失いそうな，不安定な感じ (20 分以上続くもの)	0	1	2	3	4
11.	汗をかきすぎる	0	1	2	3	4
12.	今にも気を失いそうな，気の遠くなる感じ	0	1	2	3	4
13.	今にもバランスを失いそうな，不安定な感じ (20 分以内で終わるもの)	0	1	2	3	4
14.	心臓や胸の痛み	0	1	2	3	4
15.	ふらふらする感じ，方向感覚がない感じ，ゆらゆらしている感じ (20 分以内で終わるもの)	0	1	2	3	4

(文献 7 より転載)

い．DHI はそれに活動制限や社会不安も反映した質問が加わることで，めまいによる機能障害を評価できる．VHQ はさらに患者自身が感じる障害や 2 次的な生活の困難さに関する質問が加わり，患者視点で機能障害の程度を評価できる問診票といえる．DHI がもっとも頻用されるが，上記の特性を理解したうえで目的に合った問診票を使用することが重要である．

疾患特異的な問診票

1．BPPV の問診票[9]

Imai らは，114 人の BPPV 患者を含む 571 人のめまい患者に対し，めまいの性状，めまいのきっかけ，頭を左右どちらを下にしたときにめまいが悪化するか，めまいの持続時間，睡眠頭位，罹病期間，内服薬，家族歴，めまいの頻度と再発の有無，聴覚症状の合併，既往歴，めまいの前駆症状，合併症状，の 13 項目からなるアンケートを点数化して BPPV を他のめまい疾患から鑑別することを試みた．

その結果，図 1 の 4 つの質問項目の合計点数を計算し $Q1 + Q2 + Q3 - Q4 > 2$ である場合，BPPV 診断の感度 81％，特異度 69％であることを示した．すなわち，持続時間 5 分以内の回転性めまいが寝返りで誘発され，聴覚症状の既往がない，というのが問診票から抽出された BPPV の特徴と考えられる．実臨床の病像と一致するが，科学的に検証した意義は大きい．その一方，問診票からは

Q1. あなたのめまいはぐるぐる回るめまいですか？　「はい」で1点

Q2. 寝返りであなたのめまいは起こりますか？　「はい」で1点

Q3. あなたのめまいは５分以内で収まりますか？　「はい」で2点

Q4. これまでにどちらかの耳の聞こえが悪くなったり、耳鳴りや耳がつまった感じがしたことがありますか？　「はい」で1点マイナス

Q1+Q2+Q3-Q4＞2
BPPV診断感度81%、特異度69%

図 1. BPPV 問診票

罹患半規管の鑑別(外側半規管か後半規管か，左右どちらか)や半規管結石とクプラ結石の鑑別は困難と報告している．

2．持続性知覚性姿勢誘発めまい(PPPD)の問診票

PPPD の主たる症状は，3 か月以上続く浮動感，不安定感，非回転性めまいで 1 日の大部分で症状を訴える．① 立位姿勢や歩行，② 能動的あるいは受動的な動き，③ 不安定な動画や複雑な視覚刺激(ホームセンターの陳列棚，複雑な模様のカーペットなど)により症状が悪化し，いったん誘発されると症状がしばらく持続する．何らかの急性あるいは発作性の前庭症状をきたす先行疾患に続発する，という特徴をもつ．

PPPD の診断基準には検査項目はなく，症状項目のみから構成されており，その診断にはめまいの性状や増悪因子，発症様式に関する詳細な問診が必須である．我々は PPPD を漏れなくかつ効率的に診断するための問診票(Niigata PPPD Questionnaire：NPQ)を開発し，その信頼性と妥当性を検討した[10]．図 2 にその和訳を示す．問診票は 3 つの誘発因子に関するそれぞれ 4 項目の質問から構成され，その程度によって 0～6 点を配点し，合計点数は 0～72 点となる．この問診票の総合点，立位・歩行因子，視覚誘発因子の Cronbachα 係数は 0.8 以上で高い信頼性が証明されている．体動因子に関しては 0.75 とやや低値であり，患者間で能動運動と受動運動によるめまい誘発性に差があるためと考えられる．問診票の妥当性を検討するために，PPPD を他のめまい疾患から鑑別するための ROC 曲線を作成すると(図 3)，トータルスコアおよび視覚因子の AUC は 0.78 および 0.83 となり，問診票の妥当性が証明されるとともに，特に視覚因子による診断の正確度が高いことが示された．

NPQ の質問項目を因子分析し得られた因子で PPPD 患者のクラスター解析を行うと，PPPD は能動運動誘発優位型，視覚誘発優位型，混合型の 3 つのサブクラスに分かれることが判明した[11]．サブクラスの特徴に合わせたテーラーメイド治療の可能性が示唆されている．実際の PPPD の診断には，診断基準に則った詳細な問診が必要であるが，NPQ は PPPD のスクリーニングに有用なツールであり，慢性めまいの鑑別診断アルゴリズムにも組み込まれている[12]．

心理状態に関する問診票

1．HADS(Hospital Anxiety and Depression Scale)

何らかの疾患により身体症状をもつ患者の不安，抑うつを評価する問診票である．不安，抑うつそれぞれ 7 項目の合計 14 項目からなる．各項目を 0～3 点で評点し，不安尺度，抑うつ尺度それぞれの合計は 0～21 点となる．不安，抑うついずれも 11 点以上で陽性と判定する．不安症やうつによる身体症状は設問項目に含まれていない．記入に要する時間は約 5 分と短く，外来での利用に向いている．日本語訳の信頼性と妥当性も証明されている[13]．HADS を用いた研究では，めまいの自覚症状と抑うつ／不安に相関があり，後者が高い患

新潟PPPD問診票（NPQ）

氏名 _____　　　年　　月　　日

　このアンケートは，あなたのめまいやふらつきの症状を詳しく知るためのものです．
　以下の項目について，症状の程度を0から6の7段階で評価し，あてはまる数字に丸をつけてお答え下さい．めまいが強くなるため，そのような動作を避けている場合には，6（耐えられない）に丸をつけて下さい．症状が変動する場合には，ここ1週間で最も症状が強かったときの状態で評価し，丸をつけてください．

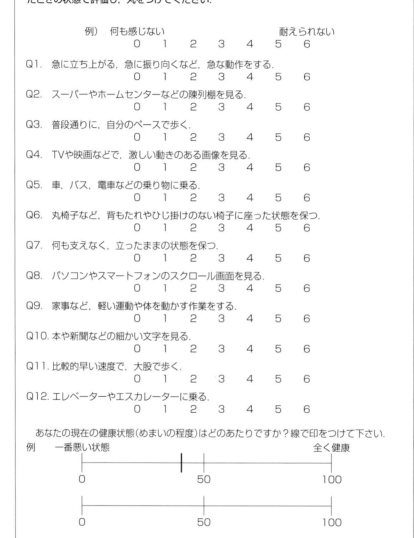

　　　　　　例）　何も感じない　　　　　　　　　　　　　耐えられない
　　　　　　　　　　　0　　1　　2　　3　　4　　5　　6

Q1．急に立ち上がる，急に振り向くなど，急な動作をする．
　　　　　　　　　　0　　1　　2　　3　　4　　5　　6

Q2．スーパーやホームセンターなどの陳列棚を見る．
　　　　　　　　　　0　　1　　2　　3　　4　　5　　6

Q3．普段通りに，自分のペースで歩く．
　　　　　　　　　　0　　1　　2　　3　　4　　5　　6

Q4．TVや映画などで，激しい動きのある画像を見る．
　　　　　　　　　　0　　1　　2　　3　　4　　5　　6

Q5．車，バス，電車などの乗り物に乗る．
　　　　　　　　　　0　　1　　2　　3　　4　　5　　6

Q6．丸椅子など，背もたれやひじ掛けのない椅子に座った状態を保つ．
　　　　　　　　　　0　　1　　2　　3　　4　　5　　6

Q7．何も支えなく，立ったままの状態を保つ．
　　　　　　　　　　0　　1　　2　　3　　4　　5　　6

Q8．パソコンやスマートフォンのスクロール画面を見る．
　　　　　　　　　　0　　1　　2　　3　　4　　5　　6

Q9．家事など，軽い運動や体を動かす作業をする．
　　　　　　　　　　0　　1　　2　　3　　4　　5　　6

Q10．本や新聞などの細かい文字を見る．
　　　　　　　　　　0　　1　　2　　3　　4　　5　　6

Q11．比較的早い速度で，大股で歩く．
　　　　　　　　　　0　　1　　2　　3　　4　　5　　6

Q12．エレベーターやエスカレーターに乗る．
　　　　　　　　　　0　　1　　2　　3　　4　　5　　6

　あなたの現在の健康状態（めまいの程度）はどのあたりですか？線で印をつけて下さい．

例　　一番悪い状態　　　　　　　　　　　　　全く健康

0　　　　　　　　50　　　　　　　　100

0　　　　　　　　50　　　　　　　　100

以上です．ありがとうございました．

ここは何も記入しないでください
立位（＝3＋6＋7＋11）_____ 点
体動（＝1＋5＋9＋12）_____ 点
視覚（＝2＋4＋8＋10）_____ 点
総合 _____ 点

図 2．新潟 PPPD 問診票（NPQ）

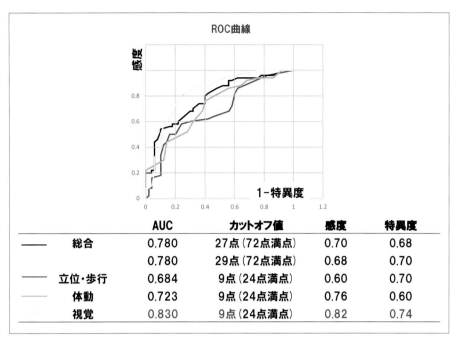

		AUC	カットオフ値	感度	特異度
——	総合	0.780	27点（72点満点）	0.70	0.68
		0.780	29点（72点満点）	0.68	0.70
——	立位・歩行	0.684	9点（24点満点）	0.60	0.70
----	体動	0.723	9点（24点満点）	0.76	0.60
	視覚	0.830	9点（24点満点）	0.82	0.74

図 3. PPPD 診断における NPQ 各項目の ROC 曲線
視覚因子の AUC が最大で 0.83 と高い正確度を示した．視覚因子 9 点以上とすると，
PPPD 診断の感度 82％，特異度 74％であった

者では，抗うつ薬の一種である SNRI（serotonin noradrenaline reuptake inhibitor）がめまいの自覚症状および抑うつ／不安に有効であることが報告されている[14]．

2．SDS（Self-rating Depression Scale）

20 項目の設問からなる自記式の抑うつ尺度である．日本語版の信頼性・妥当性が検証されている[15]．各項目 1〜4 点を配点し，合計点は 20〜80 点となる．40 点未満は「抑うつ状態はほとんどなし」，40 点台は「軽度の抑うつあり」，50 点台以上は「中等度の抑うつあり」と判定する．食欲不振や倦怠感など，うつの身体症状が設問内容に含まれているため，器質的疾患により身体症状を呈している症例の判定には向かない．仮面うつ病では精神症状の得点が低くなるので注意する．めまい患者 1,202 人の統計では，40 点以上の割合は 37.1％と報告されている[16]．SDS を使用した研究では，めまい患者を器質的前庭疾患と抑うつの有無で 4 群に分けた場合，器質的前庭疾患の有無にかかわらず抑うつを認める患者では抗うつ薬の一種である SSRI（selective serotonin reuptake inhibitor）がめまいの自覚症状および抑うつに有効であることが報告されている[17]．

3．STAI（State-Trait Anxiety Inventory）

不安を，あるストレス状況下で大きく変動する状態不安（state-anxiety）と，その個人によって比較的一定している性格特性としての特性不安（trait-anxiety）に分け，両者を別々に評価することを目的としている．日本語版の信頼性と妥当性が検証されている[18]．状態不安，特性不安に対してそれぞれ 20 の質問項目があり，各々 1〜4 点で評価し，総合点は 20〜80 点となる．男性，女性，状態不安，特性不安によりそれぞれ異なるが，おおむね 40 点程度までを正常とする．めまい患者 377 人の検討では，過半数の 50.7％で状態不安，特性不安ともに高く，治療により状態不安は改善するが特性不安は不変であることが報告されている[19]．

4．CMI 健康調査票（Cornell Medical Index：CMI）

1949 年にコーネル大学の Brodmann らによって，患者の心身両面にわたる自覚症状を比較的短時間で評価することを目的として考案された問診票である．身体的項目と精神的項目からなり，日

本語版 CMI は質問数が男性用 211 項目，女性用 213 項目とかなり多い．神経症傾向の評価に適する．めまい患者 1,202 人の統計では，III 型，IV 型の神経症傾向ありの割合は 37.9% と報告されている[16]．

5．心理状態に関する問診票の使い方

HADS は身体症状のある患者の不安と抑うつを同時に評価できる，SDS はうつを評価できるが身体疾患のある患者には向かない，STAI は不安を状態不安と特性不安に分けて評価できるなど，アンケートごとに少しずつ特徴が異なっているため，研究の目的と合致した心理アンケートを選択する．

また，心理アンケートで初めて精神疾患の合併に気づく症例も多く，精神疾患の合併を疑った患者だけでなく，めまい身体症状の評価とともに全めまい患者にスクリーニングとして同時に行うことが望ましい．

参考文献

1) Jacobson GP, Newman CW：The development of the dizziness handicap inventory. Arch Otolaryngol Head Neck Surg, **116**：424-427, 1990.

2) 増田圭奈子，五島史行，藤井正人ほか：めまいの問診票（和訳 Dizziness Handicap Inventory）の有用性の検討．Equilibrium Res, **63**：555-563, 2004.

3) 増田圭奈子，五島史行，松永達雄：小児めまいの問診票（DHI-PC）の有用性の検討．Otol Jpn, **28**：708-714, 2018.

4) Yardley L, Putman J：Quantitative analysis of factors contributing to handicap and distress in vertiginous patients：a questionnaire study. Clin Otolaryngol Allied Sci, **17**：231-236, 1992.

5) 五島史行，新井基洋，堤　知子ほか：末梢性めまい疾患における Vertigo handicap questionnaire（VHQ）の日本語版の信頼性，妥当性の検討．Equilibrium Res, **69**：412-417, 2010.

6) Wilhelmsen K, Strand LI, Nordahl SH, et al：Psychometric properties of the Vertigo symptom scale-short form. BMC Ear Nose Throat Disord, **8**：2, 2008.

7) 近藤真前，清水謙祐，五島史行ほか：めまい症状尺度短縮版（Vertigo Symptom Scale-short form）日本語版の使用経験．Equilibrium Res, **75**：489-497, 2016.

8) Kondo M, Kiyomizu K, Goto F, et al：Analysis of vestibular-balance symptoms according to symptom duration：dimensionality of the Vertigo Symptom Scale-short form. Health Qual Life Outcomes, **13**：4, 2015.

9) Imai T, Higashi-Shingai K, Takimoto Y, et al：New scoring system of an interview for the diagnosis of benign paroxysmal positional vertigo. Acta Otolaryngol, **136**：283-288, 2016.
　Summary　問診票を用いて BPPV と他のめまい疾患の鑑別を試みた論文．感度 81%，特異度 69% が得られている．

10) Yagi C, Morita Y, Kitazawa M, et al：A validated questionnaire to assess the severity of persistent postural-perceptual dizziness（PPPD）：The Niigata PPPD Questionnaire（NPQ）. Otol Neurotol, **40**：e747-e752, 2019.
　Summary　問診票を用いて PPPD と他のめまい疾患の鑑別を試みた論文．感度 82%，特異度 74% が得られている．

11) Yagi C, Morita Y, Kitazawa M, et al：Subtypes of persistent postural-perceptual dizziness. Front Neurol, **12**：652366, 2021.
　Summary　NPQ の因子分析，クラスター解析から PPPD には視覚誘発優位型，能動運動誘発優位型，混合型のサブタイプが存在することを示した論文．

12) Kitazawa M, Morita Y, Yagi C, et al：Test batteries and the diagnostic algorithm for chronic vestibular syndromes. Front Neurol, **12**：768718, 2021.
　Summary　慢性めまいの 3 大原因疾患である PPPD，代償不全，心因性めまいの鑑別アルゴリズムを提案した論文．

13) 東　あかね，八城博子，清田啓介：消化器内科外来における hospital anxiety and depression scale（HAD 尺度）日本語版の信頼性と妥当性の検討．日消誌, **93**：884-892, 1996.

14) Horii A, Imai T, Kitahara T, et al：Psychiatric comorbidities and use of milnacipran in patients with chronic dizziness. J Vestibular Res, **26**：335-340, 2016.
　Summary　HADS を利用して SNRI の慢性めまいに対する効果を検証した論文．

15) 福田一彦, 小林重雄:自己評価式抑うつ性尺度の研究. 精神経誌, **75**:673-679, 1973.

16) 荻野 仁:心因性めまい. 武田憲昭(編):60-63, 耳鼻咽喉科診療プラクティス6 EBM に基づくめまいの診断と治療. 文光堂, 2001.

17) Horii A, Mitani K, Kitahara T, et al:Paroxetine, a selective serotonin reuptake inhibitor (SSRI), reduces depressive symptoms and subjective handicaps in patients with dizziness. Otol Neurotol, **25**:536-543, 2004.
Summary SDSを用いてSSRIの慢性めまいに対する効果を検証した論文.

18) 中里克治, 水口公信:新しい不安尺度 STAI 日本版の作成. 心身医学, **22**:108-112, 1982.

19) 姫野千恵美, 中澤浩子, 濱田聡子ほか:めまい患者における State-Trait Anxiety Inventory (STAI)の検討. Equilibrium Res, **64**:225-232, 2005.

Monthly Book

ENTONI
エントーニ

No.
270

２０２２年５月増刊号

耳鼻咽喉科医が知っておきたい 薬の知識
―私はこう使う―

■ 編集企画　櫻井大樹（山梨大学教授）

MB ENTONI No. 270（2022 年 5 月増刊号）
196 頁，定価 5,940 円（本体 5,400 円+税）

病態から診断、ガイドライン・診断基準に沿った適切な薬の選び方、効果、禁忌や注意点などエキスパートによりわかりやすく解説。日常診療のブラッシュアップに役立つ１冊です。

☆ CONTENTS ☆

全日本病院出版会
www.zenniti.com

〒113-0033 東京都文京区本郷 3-16-4
Tel：03-5689-5989
Fax：03-5689-8030

MB ENT, 288：11-17, 2023

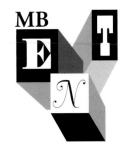

回転検査

今井貴夫*

Abstract 「回転検査」では暗室にて被検者に回転刺激を加え，その際に誘発される前庭動眼反射を解析する．内耳平衡器官のうち，回転刺激には半規管しか反応しないので，回転検査は半規管の機能検査である．正弦波回転刺激中の，最大回転角速度に対する前庭動眼反射による眼振の最大緩徐相速度の比（前庭動眼反射利得）が指標である．この値が小さければ，半規管機能が障害されていると判断する．

回転検査が耳石器機能検査として利用されることもある．回転軸を重力軸から傾けると，回転中，両耳間方向にかかる重力の大きさが変化するので，耳石器が刺激される．この回転検査は off vertical axis rotation（OVAR）検査と呼ばれる．また，被検者を回転中心から離した位置に座らせ回転させると，遠心力と接線加速度が被検者の耳石器を刺激する．この回転検査は偏中心回転検査と呼ばれる．これらの回転検査中に誘発される耳石器動眼反射を指標とすることにより耳石器機能が評価できる．

Key words 前庭動眼反射（vestibulo-ocular reflex），耳石器動眼反射（otolith ocular reflex），偏中心回転（eccentric rotation），速度蓄積機構（velocity storage mechanism），ビデオ眼振図（video nystagmography）

はじめに

「回転検査」とは被検者に回転刺激を加え，その際に誘発される前庭動眼反射を解析することにより，半規管機能を評価する検査である．よって，ビデオヘッドインパルス検査（video head impulse test：vHIT）も「回転検査」の一つであるが，別稿で解説されているので，本稿では取り扱わない．本稿では回転椅子を用いた回転検査のみを扱う．内耳平衡器官のうち，回転刺激には半規管しか反応しないので，回転検査は半規管の機能検査であるが，回転中の重力や接線加速度に耳石器が反応し耳石器動眼反射が誘発されるので，それを解析することにより耳石器機能検査として利用されることもある．本稿ではルーチン検査としての回転検査，アドバンスド回転検査の垂直半規管機能検査，off vertical axis rotation（OVAR）検査，偏中心回転検査について解説する．

ルーチン検査としての回転検査

通常，「回転検査」は暗室にて行うので，検査中，視覚刺激による眼球運動は誘発されず，観察される眼球運動はすべて前庭動眼反射である．被検者を回転椅子に座らせ，その椅子を地面に垂直な回転軸上で水平回転させる（図1-a）．この場合，耳石器は回転軸上に存在し，その回転半径はほぼ0であるので耳石器に遠心力は働かず，刺激されない．また，垂直半規管が形成する平面は回転面に垂直であるので回転中，刺激されない．すなわち，回転検査で刺激されるのは外側半規管だけであるので，回転検査は外側半規管の機能検査である．外側半規管をより刺激するために，被検者の

---

* Imai Takao, 〒 599-8247 大阪府堺市中区東山500-3　ベルランド総合病院めまい難聴センター，センター長

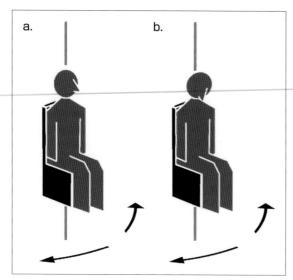

a．被検者の頭部は　　　b．被検者の頭部は
　　直立　　　　　　　　　30°前屈

図1．ルーチン検査としての回転検査
回転軸は重力と平行であり，被検者は回転軸の
上に座る

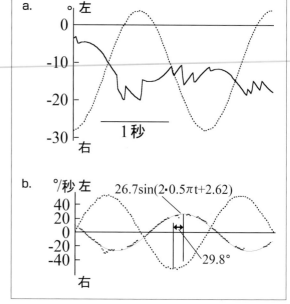

図2．被検者を回転軸の上に座らせ，重力と平行な
　　回転軸で振子様回転させた際に誘発される眼球
　　運動の水平成分[2]

被検者は図1-aに示す回転椅子に座る

a：位置データ．回転中に誘発される眼球運動は眼
　振である．回転椅子の位置データは−12.3°の周
　りを回転しているように表示している

b：角速度データ．Aの眼球運動位置データを微分
　し，眼振緩徐相のデータのみを抽出した（desac-
　cade）．眼球運動は回転椅子の角速度とは逆方向
　であるが，完全な逆位相ではなく，29.8°ずれてい
　た．この場合，前庭動眼反射利得は0.51
　（26.7/52.7）であり，位相は29.8°である

注：眼振は固定座標表記なので，水平成分は正の方
　向が左，負の方向が右である

頭部を30°前屈させ外側半規管の形成する平面を
回転面に載せることもある（図1-b）．

　回転検査中，前庭動眼反射（主に外側半規管の
半規管動眼反射）が誘発されるので，その眼球運
動を記録，解析する．眼球運動の記録には電気眼
振図（electronystagmography：ENG），ビデオ眼
振図（video nystagmography：VNG），サーチコ
イルシステムなどが用いられるが，近年はVNG
が用いられることが多い[1]．回転刺激としては正
弦波回転刺激（図2）とステップ回転刺激（図3）の2
つがある．

1．正弦波回転刺激を用いた回転検査

　もっとも一般的な回転検査であり，被検者を左
右に振り子様に回転させる．正弦波回転刺激では
時間tにおける回転角速度は$\alpha\sin(2\pi ft)$と表され
る．α（$\alpha>0$）は回転の最大角速度，fは回転の周
波数である．図2に，0.5Hzの正弦波回転刺激を
用いた回転検査により得られた健常人の眼球運動
データを示す[2]．この図での回転椅子の位置は
$-16.8°\cos(2\pi\cdot0.5t)$，速度は$52.7°/\sec\cdot\sin$
$(2\pi\cdot0.5t)$と近似される．検査中に誘発される前
庭動眼反射の眼球運動は眼振である[3]（図2-a）．眼
振の本質は緩徐相であるので[3]，眼振の緩徐相の

みを抽出し（desaccade），緩徐相における眼球運
動の回転角速度を求める（図2-b）．上記の回転刺
激で誘発された眼振の水平成分の緩徐相の角速度
は$\beta\sin(2\pi ft-\theta)$で表される（$\beta>0$）．正弦波回転
刺激を用いた回転検査ではβ/α，およびθを評価
する．β/αを利得，θを位相と呼び，これらの値
が半規管機能を反映している．前庭動眼反射は回
転刺激を代償しており回転刺激に対し逆位相であ
るので，$\theta-\pi$を前庭動眼反射の位相とすること
が多い．図2での利得は0.51（26.7/52.7）であり，
位相は29.8°（−330.2°）である．0.1Hz以上の周
波数での回転時，利得が0.3以上であれば半規管
機能が正常であると判断する[2]．暗室での回転な

ので，明室での回転の vHIT よりも利得の正常値は小さな値になる．Bárány 学会の前庭性加齢障害の診断基準の一つに，「回転周波数 0.1 Hz，最大角速度 50〜60°/秒の回転椅子による正弦波回転刺激検査にて利得が 0.1 以上，0.3 未満」という項目がある[4]．

利得が正常で位相のみが障害されるということはないので，位相を計測する必要はあまりない．利得は β/α であるが，α は刺激として設定しており，既知の値であるので，β だけを求めれば利得が得られる．β は眼振の緩徐相速度を正弦波近似することにより求めることができるが，そのようなことをしなくても緩徐相速度の最大値を抽出すれば，それを β とすることができる．

2．ステップ回転刺激を用いた回転検査

ステップ回転刺激を用いた回転検査では，回転椅子は急激に加速し短時間で定速に達し，その定速で回転した後，急速に減速し停止する（図3-黒太線）．この回転検査時に，前庭動眼反射による眼振が誘発されるので眼振の緩徐相の角速度のみを解析する．半規管の適刺激は回転角加速度であるので半規管はステップ刺激の開始時と終了時にしか刺激されず，定角速度での回転中には刺激されない．よって，ステップ刺激時の前庭動眼反射による眼振の水平成分の緩徐相速度は図3の灰色線のような変化をするはずである（direct pathway）[5]．しかし，実際は図3の黒実線であるので，予想よりも長い時間，眼球運動が観察される[5]．これは半規管から前庭一次神経を介して前庭神経核へと入力される信号が，小脳小節，虫部から形成される速度蓄積機構と呼ばれるニューラルネットワークへと伝わり，indirect pathway と呼ばれる経路を介して，図3の黒点線で示される眼球運動を形成する[6]．よって，実際に観察される眼球運動は direct pathway による眼球運動と indirect pathway による眼球運動の和であるので，長い時間，持続することになる．図3の ←→ で示した部では観察される眼球運動（黒実線）と indirect pathway による眼球運動（黒点線）のグラフが重

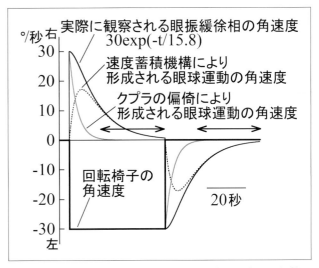

図 3．被検者を回転軸の上に座らせ，重力と平行な回転軸でステップ回転刺激を負荷した際に誘発される眼振緩徐相の水平成分の角速度
文献5のデータを使用してこの図を作成した．この回転中に観察される眼振緩徐相の角速度はクプラの偏倚により形成される眼球運動の角速度と速度蓄積機構により形成される眼球運動の角速度の和となる．眼振緩徐相の角速度は指数関数的に減衰し，この図での時定数は 15.8 秒である

なっている．よって，ステップ回転刺激を用いた回転検査時に観察される前庭動眼反射は速度蓄積機構による眼球運動とみなしてよい．緩徐相速度を指数関数近似し（$\alpha \exp(-t/T)$），時定数（T）を求め，この値により，速度蓄積機構の機能を評価する．図3では速度蓄積機構の時定数は 11.8 秒であるが，観察された眼振緩徐相速度の時定数は 15.8 秒であるので，速度蓄積機構の時定数は観察された時定数よりも 25％ ほど小さい．眼振緩徐相速度の時定数の正常値は 15〜30 秒である．一側前庭障害の場合はこの時定数が 6〜12.7 秒になり，両側前庭障害の場合は 6 秒未満になる[7]．しかし，この時定数の異常を検出しても，それが病巣部位の診断にはつながらないので，現在，ステップ刺激を用いた回転検査が臨床で用いられることは少ない．

アドバンスド回転検査

通常，回転検査は外側半規管の機能検査であるが，アドバンスド回転検査にて垂直半規管機能や

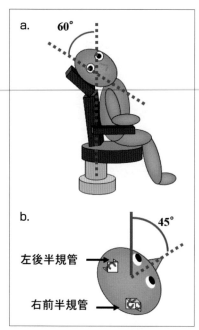

図 4. 垂直半規管機能検査

右前半規管と左後半規管の機能を
評価する回転検査を示す．a に示
すように被検者の頭部を 60° 後屈
し，45° 右へ回せば，b に示すよう
に右前半規管と左後半規管の形成
する平面が回転面になるので，回
転中はこれらの半規管が強く刺激
される

耳石器機能を評価することも可能である．アドバ
ンスド回転検査も暗室にて行う．

1．垂直半規管機能検査

被検者の頭部を 60° 後屈し，45° 右へ回せば（図
4-a）右前半規管と左後半規管の形成する平面が回
転軸に対し垂直になるのでこれらがもっとも刺激
される（図 4-b）[8)~10)]．この場合，両外側半規管，
および左前半規管と右後半規管の形成する平面は
回転軸に対し平行になるのでこれらは刺激されな
い．そのため，この姿勢で回転刺激を加えると右
前半規管と左後半規管の機能を評価することがで
きる．同様に，被検者の頭部を 60° 後屈し，45° 左
へ回した姿勢で回転刺激を加えれば左前半規管と
右後半規管の機能を評価することができる．回転
刺激として正弦波回転刺激を用いる．この検査に
て，後半規管型良性発作性頭位めまい症の垂直半
規管機能は健常人と変わらないことが示されてい
る[9)]．

2．耳石器機能検査

1）Off vertical axis rotation（OVAR）検査

Off vertical axis rotation（OVAR）検査では図
5-a，b に示すように回転軸を傾け，被検者を定角
速度で回転させる[11)]．この回転検査中，定角速度
で回転しているので半規管は刺激されず，半規管
動眼反射は誘発されない．回転中，被検者に対す
る重力の方向が相対的に変化し（図 5-a），耳石器
に負荷される直線加速度は正弦波様に変化するの
で耳石器動眼反射が誘発される．耳石器への正弦
波刺激が速度蓄積機構に入力され，ここで回転角
速度の計算が行われるので，図 5-c のグラフに示
すような $\alpha + \beta\sin(2\pi ft)$ で表される緩徐相速度を
もつ水平性眼振が観察される[12)]．α を bias compo-
nent，β を modulation component と呼び，これ
らの値から耳石器機能を評価する．この眼球運動
は半規管を遮断しても観察されることから半規管
動眼反射ではなく，耳石器動眼反射であることが
示されている[13)]．検査装置が図 5-b に示すような
大掛かりなものであるので，臨床の場で用いられ
ることはなく，また，大人数での健常人の研究が
なく，コンセンサスの得られた正常値はない．健
常人にて回転軸を 90° 傾け，100°／秒で回転させた
際の bias component は 3.9°／秒，modulation
component は 8.4°／秒であることが文献 11 で示さ
れており，回転角速度に対するこれらの値の比は
10%未満でありかなり小さい．

2）偏中心回転検査

偏中心回転検査では，被検者を回転中心から離
れた位置に座らせ回転させる．回転軸は重力に平
行である（図 6）．この回転により被検者には回転
刺激，および遠心力と接線加速度による直線加速
度が負荷される．回転刺激による半規管動眼反射
に加え，直線加速度が耳石器を刺激することで耳
石器動眼反射が誘発されることが動物実験から示
されている[14)]．耳石器動眼反射は接線加速度のみ
により誘発され，遠心力では誘発されず[15)]，これ
を解析することにより耳石器機能が評価できる．

偏中心回転中，被検者は接線方向にしか移動し

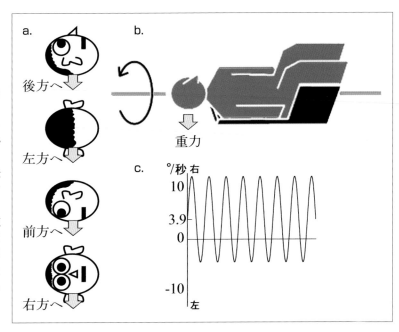

図 5.
Off vertical axis rotation(OVAR)
検査
OVAR 検査では a, b に示すように回転椅子の回転軸を重力方向から傾け，定角速度で回転させる．この図では 90° 傾けている．回転中，a に示すように被検者に対する重力の方向が相対的に変化し，耳石器に加わる直線加速度は正弦波様に変化する．OVAR 検査にて 100°/秒で回転させた際に誘発される眼振緩徐相の角速度の変化を文献11のデータを使用して作成したグラフを c に示す

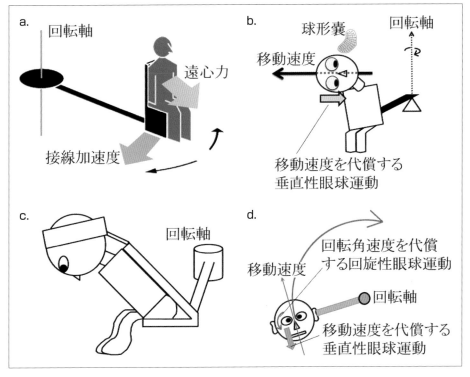

図 6.
偏中心回転検査
偏中心回転検査では重力と平行な回転軸から離した位置に被検者を座らせ，回転させる．正弦波回転刺激時には被検者に遠心力と接線加速度が負荷され，耳石器が刺激される
　a：被検者の頭部は直立
　b：被検者の頭部は 90°
　　横へ傾斜
　c：被検者の頭部は 90°
　　前屈
　d：c の回転を下からみた図

ていない（図 6-d）．よって，この移動を代償する耳石器動眼反射を誘発するためには接線方向の直線加速度を検知する必要がある．しかし，被検者の耳石器は，重力，接線加速度，遠心力の 3 つの直線加速度の合力により刺激され，アインシュタインの等価原理により，その合力から接線加速度だけを抽出するのは不可能である．現に，マウス

は重力と移動により生じた慣性力の区別ができない[16]．ヒトは耳石器からの情報だけでなく，半規管からの情報も利用することにより，接線加速度だけが抽出できるのである[15]．

　被検者の頭部の状態は直立（図 6-a）[2]，90° 横へ傾斜（図 6-b）[17]，90° 前屈（図 6-c）[15]の 3 通りがある．直立での偏中心回転時には回転刺激で誘発さ

れた半規管動眼反射による眼球運動は水平性眼振であり，接線加速度で誘発された耳石器動眼反射による眼球運動も水平性眼振であるので，これらの眼球運動を区別することができない．同様に，90°横へ傾斜時には半規管動眼反射による眼球運動は垂直性眼振であり，耳石器動眼反射による眼球運動も垂直性眼振であるので，これらの眼球運動を区別することができない．よって，図6-a，bに示す偏中心回転にて耳石動眼反射を解析するには，半規管動眼反射しか誘発されない中心回転時，すなわち被検者を回転軸の上に座らせた時に誘発される眼球運動と比較する必要がある．偏中心回転時の眼球運動は「半規管動眼反射」+「耳石器動眼反射」であり，中心回転時の眼球運動は「半規管動眼反射」のみであるので，「偏中心回転時の眼振の最大緩徐相速度/最大回転角速度」から「中心回転時の眼振の最大緩徐相速度/最大回転角速度」を引いた値が，接線加速度に反応した耳石器動眼反射を反映する指標となる．直立時のこの値は卵形嚢機能の指標であり，0.5 Hzでの回転時の正常値は$0.14(0.36-0.22)$である[2]．この回転検査にて良性発作性頭位めまい症例の卵形嚢機能は障害されていることが示されている[18]．

　図6-cに示すように頭部を90°前屈させ，右耳，もしくは左耳が外になるように座らせ，偏中心回転刺激を加えた際の半規管動眼反射による眼球運動は回旋性眼振であり，耳石器動眼反射による眼球運動は垂直性眼振であるので，眼球運動を三次元解析することによりこれらを分離することが可能である（図6-d）．回旋成分を解析すれば半規管機能を，垂直成分を解析すれば耳石器機能を評価することができる[15]．図6-cの頭位での耳石器動眼反射は主に球形嚢機能を反映している．

参考文献

1) 今井貴夫：Video-oculography（VOG）．Equilibrium Res, **62**：61-74, 2003.
2) Takimoto Y, Imai T, Okumura T, et al：Three-dimensional analysis of otolith-ocular reflex during eccentric rotation in humans. Neurosci Res, **111**：34-40, 2016.
　Summary 頭部を直立にして偏中心回転検査を行った際，接線方向の直線加速度に反応した耳石器動眼反射が観察された．
3) 今井貴夫：耳鼻咽喉科診療2021—異常眼球運動を見逃さないための工夫—．日耳鼻会報, **125**：1247-1252, 2022.
4) Agrawal Y, Van de Berg R, Wuyts F, et al：Presbyvestibulopathy：Diagnostic criteria Consensus document of the classification committee of the Bárány Society. J Vestib Res, **29**：161-170, 2019.
5) Raphan T, Matsuo V, Cohen B：Velocity storage in the vestibulo-ocular reflex arc（VOR）. Exp Brain Res, **35**：229-248, 1979.
6) Raphan T：Modeling control of eye orientation in three dimensions. I. Role of muscle pulleys in determining saccadic trajectory. J Neurophysiol, **79**：2653-2667, 1998.
7) Priesol AJ, Cao M, Brodley CE, et al：Clinical vestibular testing assessed with machine-learning algorithms. JAMA Otolaryngol Head Neck Surg, **141**：364-372, 2015.
8) Morita M, Imai T, Kazunori S, et al：A new rotational test for vertical semicircular canal function. Auris Nasus Larynx, **30**：233-237, 2003.
9) Sekine K, Imai T, Morita M, et al：Vertical canal function in normal subjects and patients with benign paroxysmal positional vertigo. Acta Otolaryngol, **124**：1046-1052, 2004.
10) 今井貴夫，武田憲昭：眼球運動三次元回転軸解析の臨床応用．耳鼻臨床, **100**：599-613, 2007.
11) Haslwanter T, Jaeger R, Mayr S, et al：Three-dimensional eye-movement responses to off-vertical axis rotations in humans. Exp Brain Res, **134**：96-106, 2000.
12) Reisine H, Raphan T：Neural basis for eye velocity generation in the vestibular nuclei of alert monkeys during off-vertical axis rotation. Exp Brain Res, **92**：209-226, 1992.
13) Cohen B, Suzuki JI, Raphan T：Role of the otolith organs in generation of horizontal nystagmus：effects of selective labyrinthine lesions. Brain Res, **276**：159-164, 1983.
14) Takeda N, Igarashi M, Koizuka I, et al：Vestibulo-ocular reflex in eccentric rotation in

squirrel monkeys. Am J Otolaryngol, **12**：185-190, 1991.

15）Imai T, Takimoto Y, Takeda N, et al：Three-dimensional analysis of linear vestibulo-ocular reflex in humans during eccentric rotation while facing downwards. Exp Brain Res, **235**：2575-2590, 2017.

Summary 頭部を90°前屈させて偏中心回転検査を行った際，接線加速度に反応した耳石器動眼反射が観察された.

16）Harada S, Imai T, Takimoto Y, et al：Development of a new method for assessing otolith function in mice using three-dimensional binocular analysis of the otolith-ocular reflex. Sci Rep, **11**：17191, 2021.

Summary マウスを傾斜させた際，および移動により直線加速度を負荷した際の両者で，同じ眼傾斜反応が観察された.

17）Jiang X, Imai T, Okumura T, et al：Three-dimensional analysis of the vestibulo-ocular reflex and the ability to distinguish the direction of centripetal acceleration in humans during eccentric rotation with the right ear facing downwards. Neurosci Res, **144**：21-29, 2019.

Summary 頭部を90°横へ傾斜させて偏中心回転検査を行った際，接線加速度に反応した耳石器動眼反射が観察された.

18）武田憲昭，肥塚　泉，西池季隆ほか：良性発作性頭位めまい症の臨床的検討と耳石器機能. 日耳鼻会報, **100**：449-456, 1997.

薬物の基礎から適応，使い方の最新情報を得るための必携の書

◆村上信五（名古屋市立大学医学部附属東部医療センター耳鼻咽喉科 特任教授）

この度，中山書店から新シリーズ《プラクティス耳鼻咽喉科の臨床》の第3巻として『耳鼻咽喉科薬物治療ベッドサイドガイド』が発刊されました．

これまでの耳鼻咽喉科領域の薬物治療は外来診療を目的とする書物がほとんどでしたが，本書は入院治療，すなわちベッドサイドでの診療に主眼を置いているところが特徴です．とは言っても外来診療でも十分役立つ重宝な書物です．また，目次は疾患別ではなく薬物のジャンルで括り，薬品の種類や効能発現機序，有害事象，副反応などについて，分かりやすいシェーマや表を用いて解説しています．そして，耳鼻咽喉科疾患の治療に関しては実際例を提示して，疾患の病態から診断，治療，予後について解説しています．薬物治療に関しては，最新のガイドラインに沿った処方が Step by Step に重症度や難治度に対応して提示されており，実践的かつ up to date な薬物治療マニュアルと言えます．また，本書では頭頸部癌を代表する扁平上皮癌や唾液腺癌，甲状腺癌に対する抗がん薬に関してもシスプラチンなどの殺細胞性抗がん薬から分子標的薬，免疫チェックポイント阻害薬に至るまで，有効性と有害事象が詳細に解説されています．そして，新薬だけでなく漢方薬についても，選び方や使い方，有害事象がコンパクトにまとめられ，耳管開放症や耳鳴，めまい，味覚障害，舌痛症，口腔乾燥，咽喉喉頭異常感症，喉頭肉芽症など新薬が奏功しにくい疾患に対する漢方薬の具体的な処方が紹介されています．漢方薬治療が苦手な耳鼻咽喉科医にとっては有難く，漢方薬入門書であると同時に実践的漢方治療マニュアルと言えます．

また，本書のもうひとつの特徴として要所随所に「Topics」や「Advice」，「Pitfall」などのコーナーがあり，「Topics」には疾患や薬物の最新情報が，「Advice」には投与方法のコツや知りたいこと，疑

プラクティス耳鼻咽喉科の臨床
③耳鼻咽喉科 薬物治療ベッドサイドガイド
＜専門編集＞藤枝重治（福井大学）

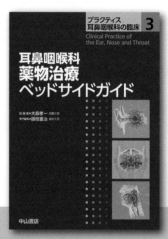

中山書店 B5判 350頁 2023年1月発行
定価 14,300円（本体13,000円＋税）
ISBN 978-4-521-74955-6

問に思っていたことなどが，そして，「Pitfall」には薬剤の安全性や複数投与における相乗効果などの注意点や落とし穴が記載されています．いずれも日常診療を行うために必要不可欠な情報で，Coffee Break 的な感覚で休憩時に薬物にまつわる豆知識を得ることができます．

総評として，本書は耳鼻咽喉科頭頸部外科領域のすべてを網羅するベッドサイドの薬物治療ガイドで病院や病床を有するクリニックは必須の書と考えます．また，外来診療においても十分活用でき，特に薬物の種類や効能，作用機序等が詳細かつ分かりやすく記載されているので，患者さんへの説明には最適の書と言えます．そして何より，耳鼻咽喉科専攻医は勿論，専門医にとっても薬物の基礎から適応，使い方の最新情報を得るための必携の書ではないでしょうか．

MB ENT, 288：19-24, 2023

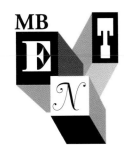

◆特集・めまい検査を活用しよう─適応と評価─

温度刺激検査

佐藤　豪*

Abstract　温度刺激検査は，末梢性前庭機能を評価できる代表的な平衡機能検査であり，左右の外側半規管の機能を個別に評価することができる．刺激方法には，冷温交互刺激検査，少量注水法およびエアーカロリック検査が行われている．評価方法は，電気眼振計（ENG）や VOG（video-oculogram）を用いて温度眼振を記録し，その最大緩徐相速度を求めて半規管機能を評価する．冷温交互刺激検査は温度刺激検査の国際標準法であるが，本邦では少量注水法も広く行われている．エアーカロリック検査は臨床検査技師も行うことができる．前庭神経炎，両側前庭機能障害および加齢性前庭障害の診断に必要な検査である．Visual suppression test は中枢性前庭機能を評価する方法であり，温度刺激検査の途中で温度眼振に対する固視抑制を行って評価する．

Key words　温度刺激検査（caloric test），半規管麻痺（canal paresis：CP），エアーカロリック検査（air caloric test），固視抑制検査（visual suppression test），両側前庭障害（bilateral vestibulopathy），加齢性前庭障害（presbyvestibulopathy）

はじめに

　温度刺激検査（caloric test，カロリックテスト）は，外耳道へ温水または冷水を注入することで外側半規管に内リンパ流動を引き起こし，それにより解発される眼振を指標として末梢性前庭機能を評価する代表的な検査である[1]．温度刺激検査は耳鼻咽喉科医であった Robert Bárány が 1914 年にノーベル生理学・医学賞を受賞した業績の一つであり，現在に至るまで末梢性前庭機能を評価する golden standard の国際標準検査である[2]．半規管麻痺（canal paresis：CP）により，末梢性前庭機能低下と患側を評価する．温度刺激検査は，前庭神経炎，両側前庭機能障害（bilateral vestibulopathy：BPV）および加齢性前庭障害（presbyvestibulopathy：PVP）の診断に必要な検査である．なお，温度刺激検査は，外側半規管と上前庭神経の機能を反映する検査である点に注意する必要がある．

温度刺激検査の原理

　蝸牛機能を評価するためには，刺激として音を用い，左右の耳に音刺激を与えて聴力レベルと患側を調べる．一方，半規管機能を評価するためには，角加速度を左右の耳に別々に与える必要があるが，それは不可能である．温度刺激検査は，外側半規管の一部に温度変化を与えて内リンパ流動を引き起こし，あたかも一側の耳だけを回転させて外側半規管を刺激した状態をシミュレーションする検査である．これにより，左右別に半規管の機能を評価することができる[3]．温度刺激検査は非常に低い周波数領域の前庭動眼反射を評価しているのに対し，温度刺激検査と同じく半規管機能を評価できるビデオヘッドインパルス検査は，高周波数領域の前庭動眼反射を評価している点に注意する必要がある[4]．

　外側半規管が垂直位になる頭位において，右外

---

* Sato Go，〒770-8503 徳島県徳島市蔵本町 3-18-15　徳島大学大学院医歯薬学部研究部耳鼻咽喉科・頭頸部外科学分野，准教授

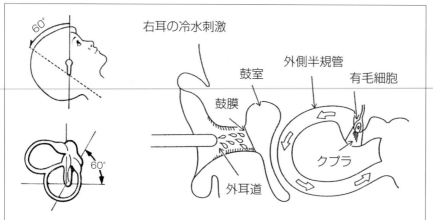

図 1.
温度刺激検査における患者の頭位と原理
臥位で頭部を30°挙上し，外側半規管が垂直位になる頭位をとらせる．右外耳道に冷水を注水すると，外側半規管に反膨大部向きの内リンパ流動が生じ，外側半規管が抑制される（文献3より引用）

耳道に体温より温度が高い水を注水すると外耳道に一番近い位置にある外側半規管の一部が温められる．温度が上昇した外側半規管の内リンパは比重が小さくなって上昇する．その結果，向膨大部向きの内リンパ流動が引き起こされて外側半規管が興奮し（Ewald の第一法則），右向きの眼振（温度眼振）が誘発される（Ewald の第二法則）．体温より温度が低い水を注水すると，反膨大部向きの内リンパ流動が引き起こされて外側半規管が抑制され，左向きの眼振が誘発される[3)5)]（図 1）．

温度刺激検査の原理から，無重力環境では温度眼振は誘発されないはずである．実際，パラボリック・フライトによる急性の無重力下では温度眼振は消失する．一方，スペースシャトルの宇宙実験室で行われた微小重力環境でのエアーカロリック刺激を用いた温度刺激検査では，温度眼振が誘発されたと報告された[6)]．その結果，内リンパの温度による体積変化や有毛細胞および半規管神経の自発放電の温度による変化なども温度眼振の解発に関与している可能性がある[7)8)]．

温度刺激検査の方法

1．評価の指標

温度刺激検査の評価の指標には，眼振持続時間と眼振の最大緩徐相速度があるが，眼振の終了時点の判定は困難である．眼振の緩徐相速度が前庭動眼反射を反映することから，現在では ENG（電気眼振計）または VOG（video-oculogram）により，温度眼振の緩徐相速度の最大値を求め，半規管機能を評価する．

2．頭　位

温度刺激検査では，被検者を仰臥位にし，枕をあてて頭部を30°前屈させ，外側半規管が垂直位となる頭位を取らせる（図 1）．実際には外側半規管の角度に個人差があるため，検査中，頭部の挙上角度を変化させないようにする必要がある．

3．刺激方法

温度刺激検査の刺激方法として，冷温交互刺激検査，少量注水法，エアーカロリック検査がある．

1）冷温交互刺激検査

体温より7℃高い44℃の温水と，体温より7℃低い30℃の冷水を左右の耳に交互に注入し，温度眼振を誘発する方法である．ENG による温度眼振の最大緩徐相速度を指標とする場合には，本邦では 50 mL の水を 20 秒間で注水する方法と 20 mL の水を 10 秒間で注入する方法が用いられているが，前者のほうが再現性がよい[1)]．

温度眼振の最大緩徐相速度により，以下のJongkees の式で CP を求める．
Jongkees の式：CP(%)＝|(RC＋RW)－(LC＋LW)|÷(RC＋RW＋L C＋LW)×100
(RC＝右耳冷刺激，RW＝右耳温刺激，LC＝左耳冷刺激，LW＝左耳温刺激時のそれぞれの眼振の最大緩徐相速度または持続時間)

CP%が 20%以上を CP と判定する．温度眼振が解発されない場合は，さらに氷水（5℃以下）20〜50 mL を 20〜30 秒で外耳道に注入する．それでも温度眼振が解発されない場合，温度刺激検査で無反応と判定する．温度刺激検査での無反応は，外側半規管機能の消失を意味する．温度眼振が微弱

な場合，外側半規管機能の高度低下とする[9)10)]．

冷温交互刺激検査は温度刺激検査の国際標準法であるが，計4回の注水が一定でないと正しい結果が得られない問題点がある．さらに，合計4回の注水刺激を行うために患者の不安も大きい．そのため，本邦では少量注水法が普及している．しかし，冷温交互刺激検査は自発眼振があってもCPを評価できることから，急性期の前庭神経炎の診断には必須である．

2）少量注水法

20℃の冷水5 mLで，左右の耳を1回ずつ刺激し，温度眼振を誘発する方法である[11)]．頭部を30°挙上した頭位を保ったままで首を左右に捻転し，外耳道に20℃の冷水5 mLを外耳道後壁に向けて10秒間で注入し，さらに10秒間待ってから首を元の位置に戻す．注水は計2回でよいため患者への負担が少なく，刺激が一定で再現性もよいため，本邦では広く行われているが，海外からの報告は少ない[12)]．

20℃の冷水により解発された温度眼振の最大緩徐相速度が20°/秒以上の場合，正常と判定する．最大緩徐相速度が10°/秒以上，20°/秒未満の場合，CP疑いと判定し，10°/秒未満の場合，中等度CPと判定する．温度眼振が解発されない場合，高度CPと判定する．さらに氷水（5℃以下）20〜50 mLを20〜30秒で外耳道に注入しても温度眼振が解発されない場合，温度刺激検査で無反応と判定する．

少量注水法は，温度眼振の最大緩徐相の絶対値でCPを判定する半定量的な検査であることに注意が必要である．また，少量注水法により以下の計算式でCP%を求め，冷温交互刺激検査のCP%の判定基準を用いてCPを判定する報告がある．

$$CP(\%) = | R - L | \div (R + L) \times 100 (R，Lはそれぞれ右，左耳刺激時の眼振の最大緩徐相速度または持続時間)$$

しかし，このCP%の値は自発眼振に影響を受け，また少量注水法のCP%によるCPの判定基準は確立されていない点に注意する必要がある[1)]．

頭部を30°挙上した頭位で自発眼振が認められる場合には，誘発された温度眼振の最大緩徐相速度に，自発眼振の緩徐相速度の平均値を加減する．具体的には，右向きの自発眼振が認められる場合には，右耳の冷水刺激で誘発される左向き眼振の最大緩徐相速度に自発眼振の緩徐相速度を加え，左耳の冷水刺激で誘発される右向き眼振の最大緩徐相速度から自発眼振の緩徐相速度を差し引く．なお，自発眼振は変化しやすいため，正確な判定は困難であり，自発眼振が消失してから再検査することが望ましい．

3）エアーカロリック検査

温風あるいは冷風を外耳道に送風し，温度眼振を解発する方法である．臨床検査技師法には，臨床検査技師が行える生理検査として，「眼振電図検査（ただし冷水若しくは温水，電気又は圧迫による刺激を加えて行うものは除く）」と記載されていることから，温度刺激検査の注水は医師が行う必要がある．そこで，温度刺激検査を臨床検査技師が行えるように，エアーカロリック装置が開発され，広く用いられている[1)]．刺激条件は，冷温交互刺激刺激の場合は冷風26℃以下，温風46℃以上，流量6〜8 L/60秒，刺激時間60秒間である．冷風のみの刺激法では冷風15℃以下で，流量6〜8 L/60秒，刺激時間60秒間で外耳道に送風する．少量注水法に相当するエアーカロリック刺激は，冷風15℃以下で流量6〜8 L/60秒，刺激時間60秒間で外耳道に送風する．CPの判定基準は，それぞれ温度刺激検査の冷温交互刺激検査と少量注水法に準じる．

エアーカロリック検査施行時の注意点は，送風温度が安全な温度内であることに注意する．50℃以上では外耳道の熱傷をきたす可能性があるため，温度設定と被検者の訴えに注意する必要がある．また，外耳道に耳漏などの水分が付着している場合，温風刺激であっても水分の気化熱で冷風刺激になることがあるので事前に外耳道を確認して必要に応じて清拭を行う．外耳道を閉塞すると外耳道圧が上昇するので，鼓膜や外耳道を損傷しないように注意する．

表 1. 両側前庭機能障害（bilateral vestibulopathy）の診断基準

A．症状
　1．頭部の運動や体動時に非回転性めまいや動揺視が誘発される．閉眼などにより視覚が遮断されると身体のふらつきが増強する．
　2．めまいと関連する中枢神経症状を認めない．
B．検査所見
　1．温度刺激検査により両側の末梢前庭機能（半規管機能）の消失または高度低下を認める．［注］氷水（5℃以下）20〜50 mL を 20〜30 秒で外耳道に注入しても温度眼振を認めない場合を「消失」，温度眼振が微弱な場合を「高度低下」．
　2．両側前庭機能障害と類似のめまい症状を呈する内耳・後迷路性疾患，小脳，脳幹を中心とした中枢性疾患など，原因既知の疾患を除外できる．

診断
A．症状の 2 項目を満たし，B．検査所見の 2 項目を満たしたもの．

表 2. 加齢性前庭障害（presbyvestibulopathy）の診断基準

A．前庭症状が慢性に持続し（少なくとも 3 カ月），下記症状のうち少なくとも 2 つを伴う．
　1．姿勢保持障害あるいは不安定感
　2．歩行障害
　3．慢性の浮動性めまい感
　4．繰り返す転倒
B．下記の検査のうち少なくとも 1 つの検査で軽度の両側前庭機能低下を示す．
　1．ビデオヘッドインパルス検査（video head impulse test，vHIT）
　　　VOR の利得が両耳とも 0.6 以上，0.8 未満
　2．回転椅子による正弦波回転刺激検査
　　　VOR の利得が 0.1 以上，0.3 未満（回転周波数 0.1 Hz，最大角速度 50〜60°/sec）
　3．温度刺激検査
　　　冷水刺激時と温水刺激時の最大緩徐相速度が両耳とも 6°/sec 以上，25°/sec 未満
C．60 歳以上である．
D．症状は他の疾患や病態ではうまく説明できない．

診断
A〜D の 4 つの基準すべてを満たす必要がある．

温度刺激検査施行時の注意点

　患者には温度刺激により約 1 分間のめまいが誘発されることを説明しておく．嘔気を生じる場合が時にあることも伝え，嘔吐に備えてビニール袋や膿盆をあらかじめ準備しておく．また，鼓膜に穿孔のある耳に注水する場合には，滅菌水を用いる．患者の覚醒度が低下すると温度眼振が誘発されにくくなるので，検査中は患者に声をかけ，暗算負荷などにより覚醒度を保つ必要がある．左右耳の注水間隔は少なくとも 5 分以上あける[10]．検査が終わっても，患者がベッドから起き上がる時や立ち上がる時にふらついて転倒する恐れがあるので，注意する．

両側前庭機能障害と加齢性前庭障害の診断

　温度刺激検査は，前庭神経炎に加え，両側前庭機能障害や加齢性前庭障害の診断に必須の検査である．両側前庭機能障害は，両側の末梢性前庭機能が消失または高度低下した状態で，頭部の運動や体動時に非回転性めまいや動揺視が誘発される疾患である（表1）．日本めまい平衡医学会による両側前庭機能障害の診断基準では，氷水（5℃以下）20〜50 mL を 20〜30 秒で両側の外耳道に注入しても温度眼振を認めない，もしくは微弱な場合に両側前庭機能障害と診断する[9]（表1）．バラニー学会による両側前庭機能障害の診断基準では，左右それぞれの耳において，温水（44℃）刺激と冷水（30℃）刺激の温度眼振反応の最大緩徐相速度がそれぞれ 6°/秒未満と定義している[13]．一方，加齢性前庭障害の診断基準では，60 歳以上の高齢者で，慢性の前庭症状に加えて，姿勢保持障害あるいは不安定感，歩行障害，慢性の浮動性めまい感，繰り返す転倒のうち，少なくとも 2 つ以上伴う疾患と定義されている（表2）．また，検査では加齢により軽度の両側前庭機能低下を呈し，温度刺激

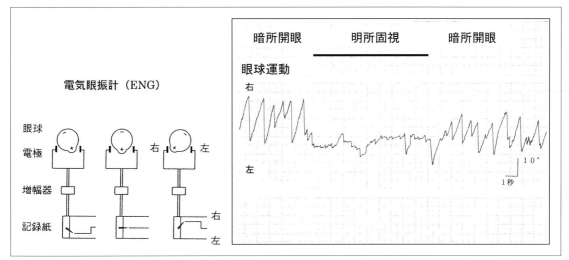

図 2. 温度刺激検査中に行う visual suppression test
冷温交互刺激検査で温度刺激検査を行った場合の右耳の冷水刺激時の ENG の水平誘導記録
（文献 3 より引用）

検査において温水刺激時と冷水刺激時の温度眼振反応の最大緩徐相速度が両耳とも 6°/秒以上，25°/秒未満と定義されている[14][15].

Visual suppression test

1．目的と原理

ヒトやサルのような高等動物には固視機能があり，平衡系に関与している．前庭性眼振は固視により抑制されることが知られており，その抑制の程度を調べるのが visual suppression test である[10]．視覚情報は視蓋前野・橋被蓋網様核を介して小脳片葉へ伝わる．また，副視索，中心被蓋路，下オリーブ核を介して小脳片葉へと伝わる．小脳片葉はこれらの視覚入力を苔状線維により受け，顆粒細胞，プルキンエ細胞経由で前庭神経核へ抑制性の出力を送っている[16]．このため，前庭性眼振は固視により抑制される．臨床的には，visual suppression test の異常は小脳と脳幹を含めた後頭蓋窩の病変を意味している．ただし，visual suppression test の異常は，必ずしも画像診断における病変の存在を伴わない．

2．方法と評価

Visual suppression test は，固視抑制を利用した中枢性前庭機能を評価する方法であり，温度刺激検査の途中で温度眼振に対する固視抑制を行って評価する[1]．前庭性眼振は固視により抑制され

ることから，温度刺激検査は暗所で開眼または閉眼で検査を行う．温度眼振が刺激後約 1 分でもっとも強く誘発された直後，部屋を明るくするか遮眼していたゴーグルを取り除き，被検者の眼前 50 cm の指標を 10 秒間，固視させ，visual suppression test を行う（図 2）．固視により温度眼振が抑制されると正常である．Visual suppression test 直前 10 秒間の温度眼振の緩徐相速度の平均値を Va とし，明所固視中 10 秒間の温度眼振の緩徐相速度の平均値を Vb とすると，VS（visual suppression：固視抑制）は以下の式で求める．

$$VS(\%) = (Va - Vb) \div Va \times 100$$

VS の正常範囲は 66±11% である．VS が 40% 以上を正常，40〜10% を減少，10% 以下を消失と判定する．VS の減少は小脳片葉と小節の障害で生じる．VS の消失は小脳の広範な障害や橋障害の初期や回復期などで観察される．また，橋や下頭頂葉の障害などでは，固視により温度眼振が逆に増強することもある[4]．この場合も VS の異常と判定し，－X% と表記する．

おわりに

温度刺激検査の原理，方法，評価，診断，visual suppression test について解説した．近年，半規管機能を簡便にかつ低侵襲，短時間で評価できるビデオヘッドインパルス検査が広く臨床応用され

るようになってきた．しかしながら，温度刺激検査は現在でも国際標準法であり，visual suppression test により中枢性前庭機能を同時に評価できる大きな利点を有している．温度刺激検査は，前庭神経炎，両側前庭機能障害および加齢性前庭障害の診断に必要な検査であり，その原理について十分に理解したうえで正しく検査を行い，正確に評価できるように努めなければならない．

文　献

1) 日本めまい平衡医学会診断基準化委員会：平衡機能検査の基準化のための資料　Ⅲ迷路刺激検査　1. 温度刺激検査　2016 年改定. Equilibrium Res, **75**：241-245, 2016.

2) Fife TD, Tusa RJ, Furman JM, et al：Assessment：vestibular testing techniques in adults and children：report of the Therapeutics and Technology Assessment Subcommittee of the American Academy of Neurology. Neurology, **55**：1431-1441, 2000.
Summary アメリカ神経科学会の平衡機能検査の資料．

3) 武田憲昭, 佐藤　豪：温度眼振検査. MB ENT, **141**：45-49, 2012.

4) 肥塚　泉：温度刺激検査. Equilibrium Res, **78**：288-294, 2019.

5) 今井貴夫：温度刺激検査. Equilibrium Res, **80**：1-9, 2021.

6) Scherer H, Brandt U, Clarke A, et al：European vestibular experiments on the Spacelab-1 mission：3. Caloric nystagmus in microgravity. Exp Brain Res, **64**：255-263, 1986.

7) Harada Y, Ariki T：A new theory for thermal influences on endolymphatic flow. Arch Otorhinolaryngol, **242**：13-17, 1985.

8) Arai Y, Yakushin S, Cohen B, et al.：Spatial orientation of caloric nystagmus in semicircular canal-plugged monkeys. J Neurophysiol, **88**：914-928, 2002.

9) 日本めまい平衡医学会診断基準化委員会：めまいの診断基準化のための資料　診断基準　2017 年改定. Equilibrium Res, **80**：233-241, 2017.

10) 日本めまい平衡医学会（編）：Ⅳ迷路刺激検査　1. 温度刺激検査：48-51,「イラスト」めまいの検査　改訂第 3 版. 診断と治療社, 2018.

11) 緑川周子, 高橋正紘, 辻田直美ほか：少量注水法による冷水刺激検査. 日耳鼻会報, **87**：1111-1119, 1984.
Summary 少量注水法による冷水刺激検査に関する原著論文．

12) 日本めまい平衡医学会診断基準化委員会：温度刺激検査（カロリックテスト）に関するアンケート調査. Equilibrium Res, **74**：126-133, 2015.

13) Strupp M, Kim JS, Murofushi T, et al：Bilateral vestibulopathy：Diagnostic criteria Consensus document of the Classification Committee of the Barany Society. J Vestib Res, **27**：177-189, 2017.
Summary バラニー学会による両側前庭機能障害の診断基準．

14) Agrawal Y, van de Berg R, Wuyts F, et al：Presbyvestibulopathy：Diagnostic criteria Consensus document of the Classification Committee of the Barany Society. J Vestib Res, **29**：161-170, 2019.
Summary バラニー学会による加齢性前庭障害の診断基準．

15) 日本めまい平衡医学会診断基準化委員会：加齢性前庭障害（Presbyvestibulopathy）の診断基準. Equilibrium Res, **80**：258-260, 2021.

16) 平野丈夫：前庭動眼反射と視運動性眼球運動の適応への小脳シナプス可塑性の関与. Equilibrium Res, **70**：104-109, 2011.

MB ENT, 288 : 25-31, 2023

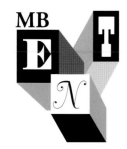

◆特集・めまい検査を活用しよう─適応と評価─

ビデオヘッドインパルス検査

新藤　晋*

Abstract　ビデオヘッドインパルス検査(vHIT)とは，ヘッドインパルス刺激における頭と眼の動きを，ビデオカメラや頭位センサーなどの装置を用いて高サンプリングレートで記録・解析して行う半規管機能検査の1つである．vHIT は簡便かつ短時間に検査ができるだけでなく，水平半規管に加え垂直半規管の機能も評価できるなど，数多くの利点を有することから近年注目を集めている検査である．一方で，手技が難しく，検者の技量によって結果が大きく変わることがあるため，導入するにあたり留意すべき点は多い．

本稿では vHIT の原理や利点，さらに vHIT を用いた垂直半規管機能検査の有用性や留意点について，自験例を交えながら解説する．

Key words　ビデオヘッドインパルス検査(vHIT)，ヘッドインパルス検査(HIT)，めまい(vertigo)，半規管機能検査(semicircular canal function test)，垂直半規管機能(vertical semicircular canal function)

ヘッドインパルス検査(HIT)とビデオヘッドインパルス検査(vHIT)

vHIT[1]について理解するためには，vHIT の基礎というべき検査，すなわちヘッドインパルス検査(HIT)について理解する必要がある[2]．HIT は Halmagyi と Curthoys が 1988 年に発表した，ベッドサイドでも施行可能な半規管機能検査である．HIT の手技は，まず検者が被検者と正対するように座り，被検者に検者の鼻先を見続けるよう指示する．次に，検者は被検者の側頭部を両手でしっかり把持し，速く・小さく回転するヘッドインパルス刺激を与える．健常者に HIT を行うと，前庭動眼反射(VOR)の働きにより視標(鼻先)を見続けることができる．一方，半規管機能低下例の患側方向に HIT を行うと，視標を見続けることができず，代償性眼球運動である Catch Up Saccade (CUS)が出現する．HIT は VOR の低下によって生じる CUS を肉眼で判定する検査なので，半規管に限らず，VOR の経路のいずれかが障害されれば CUS が生じ得る．

HIT は器具を必要とせず，簡便で短時間にできる優れた検査であるが，その手技に習熟する必要がある．特に，ヘッドインパルス刺激において，頭部の回転開始から停止までを 200 msec 以内に行うことが肝要である．これは，ヒトの眼は頭部が静止していないと CUS を見ることができないのに対し，CUS の多くが頭部回転開始から約 200 msec 以降に出現するからである．ただし，一部の患者は CUS の潜時が 200 msec より速く，どんなに理想的な条件で HIT を行っても肉眼で CUS が見えないことが，サーチコイルを用いた定量的 HIT の研究により以前からわかっていた．サーチコイルを用いる定量的 HIT は，眼への侵襲やランニングコストの点から市場化が難しかったため，ビデオカメラを用いた定量的 HIT の研究が長年行われ，2009 年に vHIT 用機器が上市された．

* Shindo Susumu, 〒 350 0495 埼玉県入間郡毛呂山町毛呂本郷 38　埼玉医科大学耳鼻咽喉科・神経耳科，講師

表 1. vHIT の利点

1. HIT と比較した場合

	vHIT	HIT
客観的評価	できる	できない
定量評価	できる	できない
検査感度	高い	低い

2. 温度刺激検査と比較した場合

	vHIT	温度刺激検査
検査時間(外側半規管)	短い(約3分)	長い(約15分)
スペース	取らない	取る
嘔気・嘔吐	生じない	時々生じる
垂直半規管機能	わかる	わからない

vHIT の利点

vHIT の利点について,HIT と vHIT を比較した場合,温度刺激検査と vHIT を比較した場合それぞれに分けて解説する(表1).

まず HIT と比較した際の vHIT の利点について解説する.vHIT の利点の1つは客観的に評価できることである.HIT は一瞬だけ現れる CUS を肉眼で判断する主観的な検査であるため,検者間誤差が避けられない.一方,vHIT は 200 回/秒以上のサンプリングレートでデータを取得し,CUS を含めたすべての波形が記録されるので,第3者でも客観的に評価することができる.2つ目は検査感度が高いことである.HIT と vHIT それぞれの検査感度を評価した2つの論文を比較すると,HIT の感度が 34～35%[3)4)]であるのに対し,vHIT は 68.8% と約2倍も高い[5)].

3つ目は前庭機能を定量化できる点である.HIT は CUS の有無を判定する定性的な検査であるが,vHIT はヘッドインパルス刺激中の頭と目の角度(または角速度)を解析し,両者の比を計算することで VOR を定量化することができる.両者の角度比(または角速度比)は VOR gain と呼ばれ,健常者の VOR gain は約1である.よくある誤解として「左 VOR gain =半規管機能」があるが,これは誤りである.何故なら vHIT は回転刺激検査であり,どの方向・速度で回転させたとしても,対側半規管の影響を常に受けるからである.たとえば,左の前庭機能がほぼ廃絶している

と考えられる症例に vHIT を行うと,患側である左 lateral の VOR gain はゼロにならず,0.3 付近の値を示す.また,健側である右 lateral の VOR gain は1をやや下回ることが多い(図1).

次に,温度刺激検査と比較した際の利点について解説する.1つ目は検査時間が短いことである.温度刺激検査の場合,少量注水法で行ったとしても 15 分程度かかり,世界標準の冷温交互法では 30 分以上かかることもある.これに対し vHIT は,同じ水平半規管機能を評価する lateral mode の場合であれば約3分で検査が可能である.2つ目はスペースを取らないことである.温度刺激検査は通常ベッド上で行い,これを ENG(電気眼振計)もしくは VOG(video-oculogram)で解析することになるため,専用の検査室を設けることが一般的である.これに対し vHIT はノート PC が置けるスペースさえあればよく,我々は可動式ワゴンの上段に vHIT 用のノート PC,中段に vHIT 用ゴーグル,さらに下段にはプリンタを設置し,どの診察室でも検査できるような体制を取っている.3つ目は検査の侵襲が小さいことである.温度刺激検査は眼振を誘発する検査であり,嘔気・嘔吐などの症状が出ることがある.そのため検査を中断せざるを得なかったり,2回目以降の検査を断られて経時的評価ができないことがある.これに対し vHIT は検査による不快な症状はほとんどないので,検査を中断したり,再検査を断られるケースはほとんどない.4つ目は回転刺激の方向を変えることで,水平だけでなく垂直半規管の機能も評価できる点である(図2)[6)].vHIT は水平半規管機能を評価する lateral mode の他,左前半規管と右後半規管の機能を評価する LARP(Left-Anterior Right-Posterior)mode と,右前半規管と左後半規管の機能を評価する RALP(Right-Anterior- Left Posterior)mode があり,球形嚢機能を評価する cervical VEMP(cVEMP)と卵形嚢機能を評価する ocular VEMP(oVEMP)を組み合わせて行うことで,3半規管,2耳石器のすべての末梢前庭器の機能評価が可能となった.

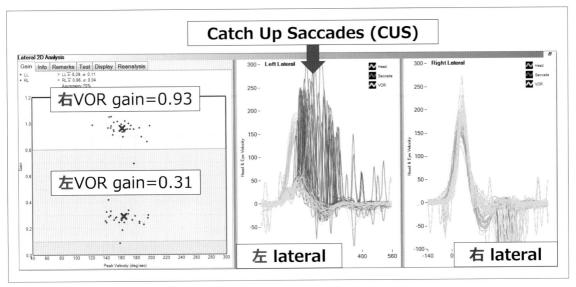

図 1. 左前庭神経炎患者の vHIT（lateral mode）

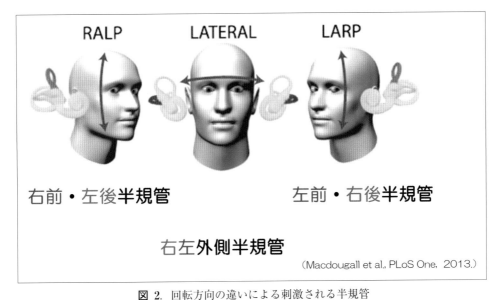

図 2. 回転方向の違いによる刺激される半規管
RALP（Right-Anterior Left-Posterior）= 右前半規管左後半規管刺激
LARP（Left-Anterior Right-Posterior）= 左前半規管右後半規管刺激

垂直半規管機能検査としての vHIT

1．LARP/RALP mode の実際

図3-a, cはそれぞれ LARP mode, RALP mode を行っている際の様子を上から撮影したものである．LARP mode では図 3-b のように左前半規管と右後半規管のそれぞれの半規管平面が視標と頭部中心を結んだ線と平行になるよう，被検者の頭部を右方向に45°回旋させた状態で，lateral mode と同じ要領で素早く，小さく，ランダムなヘッドインパルス刺激を前後方向に加える．RALP mode（図 3-c，d）では反対に被検者の頭部を左方向に 45°回旋させてから，前後方向にヘッドインパルス刺激を加えて行う．こうすることで，ペアとなる 2 つの垂直半規管だけを刺激することができる．

2．障害部位の推定に有用であった例—めまいを伴ったムンプス難聴—

ムンプス難聴は，ムンプスウイルスの感染によって生じる急性感音難聴であり，血行性にウイ

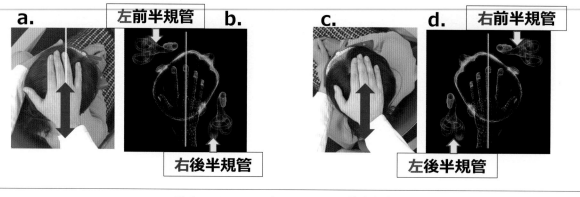

図 3. LARP mode/RALP mode の検査方法

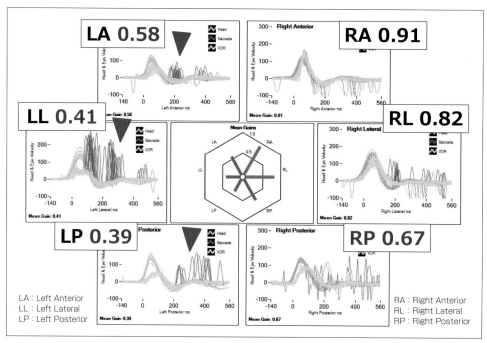

図 4. めまいを伴ったムンプス難聴例 ①
矢頭：Catch Up Saccades

ルスが内耳に感染することにより生じると考えられている．ムンプス難聴は一般に治らない，つまり蝸牛機能の予後が極めて悪いことがよく知られているが，めまいをしばしば合併することについてあまり知られていない．本邦では2015〜2016年にムンプス難聴症例の全国調査が行われ，ムンプス難聴確実例335人中，めまいを伴う症例は131人(39.1%)であり，稀ではないことがわかってい

る．そこで我々はめまいを伴ったムンプス難聴の2例に対し，vHIT を用いて前庭機能評価を行った．すると1例(患側は左)は LA，LL，LP と患側すべての VOR 異常を認め(図4)，すべての半規管機能が障害されていたのに対し，もう1例(患側は右)は RA，RL は VOR 正常で RP が VOR 異常(図5)と，患側の後半規管だけが障害されていた[7]．
　近年，vHIT を用いて様々な疾患，病態に対し

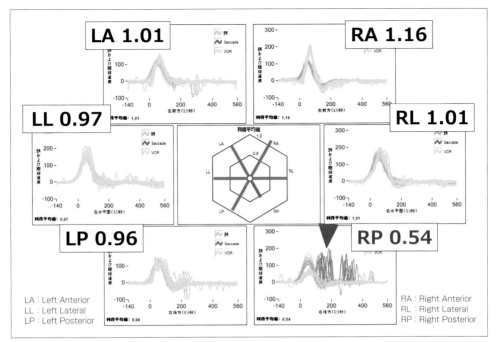

図 5. めまいを伴ったムンプス難聴例 ②
矢頭：Catch Up Saccades

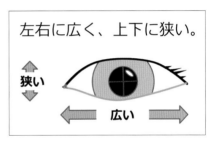

図 6. ヒトの眼裂

て垂直半規管機能検査が行われ，新しい知見が次々と得られている．我々も前述したムンプス難聴だけでなく，ハント症候群や聴神経腫瘍，前庭神経炎など，各疾患ごとに障害部位の傾向が異なることや，原因不明とされてきた先天性感音難聴患者にvHITを行い，特異的な所見から内耳奇形を診断するなど，垂直半規管機能検査を行うことで日々新しい発見がある．今後，様々な疾患，病態に対しvHITを施行することで，さらに新しい知見が得られるかもしれない．

3．LARP/RALP mode の留意点

このように新しい垂直半規管検査として有望視されているLARP/RALP modeであるが，留意点についても知っておく必要がある．

1）検査が難しい

講習会を受講した生徒に話を聞くと，LARP/RALPの検査はlateral modeと比べて桁違いに難しいと言われることが多い．

難しい理由の1つは検査手技である．被検者の頭部を左右に回すlateral modeは比較的容易に習得できるが，被検者の頭を前後方向に小さく，素早く回転させ，直後にピタッと止めるLARP/

RALP modeの手技は難しく，習得に数週間〜数か月かかることもある．

もう1つは眼裂の広さが左右と上下で異なる点である．vHITで検査精度の高いデータを得るためには瞳孔中心を正確に検出し続けることが求められ，瞳孔が眼裂にかかるとノイズアーチファクトが発生し，波形が乱れて検査精度が低下する．図6のようにヒトの眼は左右に広く上下が狭いため，上下に動くLARP/RALP modeでは瞳孔がすぐに眼裂にかかってしまい，容易にノイズアーチファクトが生じてしまう．

2）VOR gain の信頼性

Wittmeyerらは臨床的に前庭機能が正常と判断された患者を対象に代表的な2機種（ICS impulseとEye See Cam（Interacoustics社製））それぞれ

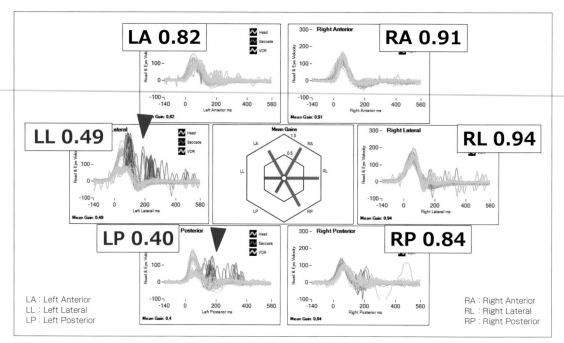

図 7. 左内耳高度低形成例の vHIT
矢頭：Catch Up Saccades

を用いて検証を行ったところ，lateral mode では有意な非対称性は認められなかったものの，LARP/RALP mode では ICS impulse は 6〜20%，Eye See Cam は 33〜85% に非対称性が認められ，臨床に用いるには問題があると述べている[8]．これは LARP/RALP mode が lateral mode と比べて各種のアーチファクトが発生しやすく，それらが VOR gain に影響を与えるためと考えられる．LARP/RALP mode では，前述したノイズアーチファクトの他，ゴーグルのズレによって生じるスリップアーチファクトも生じやすい．これは vHIT の代表的な機種がいずれもゴーグルを横方向のバンドだけで固定しているため，左右方向に回転させる lateral mode と比較して上下方向に回転させる LARP/RALP mode でゴーグルがズレやすいためだと思われる．さらに，LARP/RALP mode にはそれぞれの機種ごとに適切な回転方向があり，回転方向がずれると VOR gain が低下することが知られている[9]．このように LARP/RALP mode の VOR gain の信頼性は高くないことから，現時点では LARP/RALP mode の VOR gain だけで学術的に論じることはせず，CUS など相補的な

データを併せて提示することが望ましいと考えられる．

3）Right/Left anterior の評価について

我々は半規管構造を認めない左内耳高度低形成の症例に対し vHIT を行ったところ，それぞれ左外側半規管機能，左後半規管機能を反映するとされる LL，LP はいずれも VOR gain の低下と明らかな最大角速度を有する CUS を認めたものの，左前半規管機能を反映するとされる LA の VOR gain は 0.82 と正常で，病的な CUS も認められなかった（図 7）[10]．同じようなケースは，前半規管瘻孔の処理を行い，術後からめまいが出現した左真珠腫性中耳炎の患者でも確認していることから，前半規管の機能異常があっても vHIT の anterior で VOR 異常を認めるとは限らないようである．ただし，この現象はすべてに認められる訳ではなく，図 4 の症例のように anterior で VOR 異常を認めることもあり，上記の事象が起こる原因は不明である．このように vHIT には未解決の課題が多く残されている．今後，多くの臨床医が vHIT に興味をもち，驚くような新しい知見を次々に出してくれることを期待したい．

文　献

1) Weber KP, MacDougall HG, Halmagyi GM, et al：Impulsive testing of semicircular-canal function using video-oculography. Ann N York Acad Sci, **1164**：486-491, 2009.

2) Halmagyi GM, Curthoys IS：A clinical sign of canal paresis. Arch Neurol, **45**(7)：737-739, 1988.

3) Harvey SA, Wood DJ, Feroah TR：Relationship of the head impulse test and head-shake nystagmus in reference to caloric testing. Am J Otol, **18**(2)：207-213, 1997.

4) Beynon GJ, Jani P, Baguley DM：A clinical evaluation of head impulse testing. Clin Otolaryngol Allied Sci, **23**(2)：117-122, 1998.

5) Bartolomeo M, Biboulet R, Pierre G, et al：Value of the video head impulse test in assessing vestibular deficits following vestibular neuritis. Eur Arch Otorhinolaryngol, **271**(4)：681-688, 2014.

6) Macdougall HG, McGarvie LA, Halmagyi GM, et al：The video Head Impulse Test(vHIT) detects vertical semicircular canal dysfunction. PloS One, **8**(4)：e61488, 2013.

7) 吉村美歩，新藤　晋，林　智恵ほか：前庭機能評価を行ったムンプス難聴の2症例．Equilibrium Res, **81**(2)：59-66, 2022.

8) Wittmeyer Cedervall L, Magnusson M, Karlberg M, et al：vHIT Testing of Vertical Semicircular Canals With Goggles Yield Different Results Depending on Which Canal Plane Being Tested. Fronti Neurol, **12**：692196, 2021.
Summary 前庭障害のない患者を対象としたvHIT主要2機種におけるVOR gainの左右非対称性を検討した報告である．

9) McGarvie LA, Martinez-Lopez M, Burgess AM, et al：Horizontal Eye Position Affects Measured Vertical VOR Gain on the Video Head Impulse Test. Front Neurol, **6**：58, 2015.

10) 松崎理樹，新藤　晋，大澤威一郎ほか：詳細な前庭機能解析を行った内耳奇形の1例．Equilibrium Res, **80**(2)：112-119, 2021.

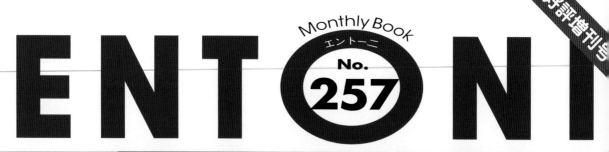

好評増刊号

Monthly Book
ENTONI
エントーニ
No.257

2021年4月増刊号

みみ・はな・のどの 外来診療update
― 知っておきたい達人のコツ26 ―

■ 編集企画　市村恵一（東京みみ・はな・のどサージクリニック名誉院長）
MB ENTONI No. 257（2021年4月増刊号）
178頁，定価 5,940円（本体 5,400円+税）

日常の外来診療において遭遇する26のテーマを取り上げ，
達人が経験により会得してきたそれぞれのコツを伝授！

☆ CONTENTS ☆

全日本病院出版会　〒113-0033 東京都文京区本郷 3-16-4　Tel：03-5689-5989
www.zenniti.com　Fax：03-5689-8030

MB ENT, 288：33-39, 2023

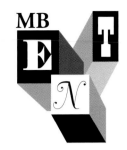

◆特集・めまい検査を活用しよう─適応と評価─

前庭誘発筋電位

瀬尾　徹[*]

Abstract　前庭誘発筋電位(vestibular-evoked myogenic potential：VEMP)には，前庭誘発頸筋電位(cVEMP)と前庭誘発眼筋電位(oVEMP)がある．前者は球形嚢-下前庭神経系の，後者は卵形嚢-上前庭神経系の機能検査となる．これらによって，耳石器単独障害によるめまいや下前庭神経炎など，新たな疾患概念が出現した．また，フロセミド負荷 cVEMP や cVEMP の周波数応答の測定によって内リンパ水腫の推定検査としての応用もなされている．

Key words　前庭誘発筋電位(vestibular-evoked myogenic potential)，耳石器(otolith organ)，球形嚢(saccule)，卵形嚢(utricle)，内リンパ水腫(endolymphatic hydrops)

概　略

前庭誘発筋電位(vestibular-evoked myogenic potential：VEMP)は，音刺激などにより誘発される耳石器由来の反応である．1992 年に，Colebatch と Halmagyi により報告された音響刺激による胸鎖乳突筋に出現する誘発電位は，音刺激による反応であるにもかかわらず高度難聴患者において記録され，しかし前庭神経切断後の患者で消失したことから，前庭由来の反応だと考えられた[1]．のちに球形嚢-下前庭神経由来であることが明らかとなった．今日では前庭誘発頸筋電位(cervical vestibular-evoked myogenic potential：cVEMP)と呼ばれ，球形嚢-下前庭神経系の機能検査として広く応用されるようになった．その後，音刺激あるいは振動刺激により対側の眼球直下にも誘発電位が記録されることも明らかとなった[2][3]．これは前庭誘発眼筋電位(ocular vestibular-evoked myogenic potential：oVEMP)と呼ばれ，卵形嚢-上前庭神経由来の反応であることから，卵形嚢-上前庭神経の機能検査として用いられる．このように，cVEMP と oVEMP はまったく別の受容体-

経路を介した反応なので，どちらかが他方を代替し得るものではない．VEMP と video head impulse test(vHIT)を組み合わせることで，3 つの半規管，2 つの耳石器のすべての機能が評価できるようになったので，めまい・平衡障害疾患の診断・病態解明への応用が期待されている．後述の耳石器単独障害によるめまいや下前庭神経炎は，これにより確立した疾患概念である．

cVEMP の測定

本邦で VEMP の測定に用いられることの多い Neuropack(日本光電)や Eclipse(ダイアテック)では初期設定のままでも問題なく記録できる．実際の測定についての基本的な事項は国際ガイドラインに準拠するのがよい[4]．以下に測定時の注意事項を記す．

電極は，皿電極あるいは粘着糊つきのディスポーザブル電極のいずれでもよい．接地電極は前額部に，関電極は胸鎖乳突筋の中点から上 1/3 の間に，不関電極は胸鎖乳突筋の起始部あるいは胸骨上に貼付する(図 1-a)．このとき左右ほぼ同じ位置となるようする．また，胸鎖乳突筋を緊張さ

* Seo Toru，〒 241-0811　神奈川県横浜市旭区矢指町 1197-1　聖マリアンナ医科大学横浜市西部病院
　耳鼻咽喉科，教授

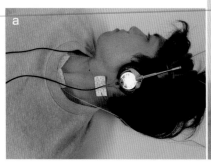
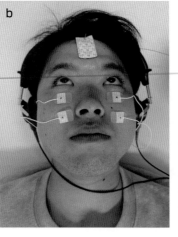

図 1.
cVEMP 測定と oVEMP 測定における電極貼付
a は cVEMP 測定時を示す．b は oVEMP 測定時を示す．電極貼付部位については本文参照

せた際に電極が浮き上がらないようにする．

　cVEMP の測定では，500 Hz のトーンバースト音あるいはクリック音をヘッドホンあるいはイアホンから与えるのが一般的である．刺激と同側の記録波形を 100～250 回の加算平均を行う．アーチファクトなどできれいな波形が得られない場合は，加算を増すのではなく，休憩後に再度測定を行うのがよい．加算回数の増加は筋疲労を招く危険性がある．

　cVEMP の振幅は，胸鎖乳突筋の緊張に依存する．そのために，測定時には頸部を刺激と反対側に捻転するか頸部を前屈させるなど胸鎖乳突筋の緊張を維持させることが必要である．刺激直前の実効値あるいは全波整流波形の平均値で補正することで，筋緊張の影響を軽減することができる（正規化）（図 2，3）．正規化した振幅は無単位であることに注意する．同条件で 2 回以上記録し，波形の再現性を確認する．

oVEMP の測定

　oVEMP は cVEMP と同様に音刺激によっても記録できるが，刺激強度が不足するので，骨導振動子を用い前額部あるいは乳突部への振動刺激を用いることも多い．電極の位置以外の測定条件は cVEMP と同じで差し支えない．ただし，oVEMP は cVEMP より急峻で低電位な反応なので，環境によってはフィルターの設定変更が必要である（図 4）．関電極は眼球の直下に，不関電極はその 2～3 cm 下方に貼付する（図 1-b）．接地電極は

cVEMP と同様に前額部でよいが，前額部を骨導振動子で刺激する場合は下顎などに貼付する．oVEMP は下斜筋由来の反応なので，記録時には下斜筋が緊張するよう眼球を上転させておく．なお，oVEMP は cVEMP と異なり交差性の反応であり，右眼球直下で記録される反応は，左耳の刺激による反応である．

VEMP の判定

　前述のとおり cVEMP は球形嚢-下前庭神経の，oVEMP は卵形嚢-上前庭神経の機能検査として用いられる．このような場合は，次式による左右比（asymmetry ratio：AR）により評価することが多い．

asymmetry ratio$(\%) = 100(AL - AS)/(AL + AS)$

　なお，AL は左右の p13-n23 頂点間振幅の大きいほう，AS は小さいほうを示す．

　あらかじめ健康成人により求めた正常値を逸脱した場合に異常と判断する．cVEMP の国際ガイドラインによると上限は 32％である．自験例でのcVEMP の AR の正常値は 12.6±11.8％で，正常上限は 36.2％となる．oVEMP の AR は 12.8±9.4 であり正常上限は 31.6％となる．なお，気導刺激を用いる場合は，伝音難聴が存在すると反応が減弱したり消失する可能性がある．

　潜時の延長は，脳幹障害の存在を疑う所見となる．参考までに，自験例での潜時の正常値を述べておくと，cVEMP の p13 が 13.6±1.4 msec，n23 が 22.4±2.0 msec，oVEMP の n1 が 10.4±0.92

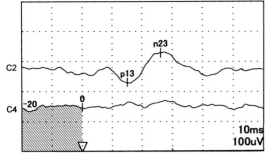

Type	Segment	Mark Pair		
		From	To	Value
Amplitude	C2	p13	n23	105 μV
Area	C4	−20	0	935.7 μVms

図 2．cVEMP の記録の実際（Neuropack 使用時）

上段は原波形，下段は全波整流波形を示す．原波形より p13-n23 頂点間振幅と p13 と n23 の潜時を求める．全波整流波形より刺激開始直前 20 msec 間における積分値（面積）より平均電位を求める．正規化された振幅は次式で求められる

正規化振幅＝振幅×20/面積

ここでは，振幅は 105 μV，面積は 935.7 μVmsec なので，2.24 となる

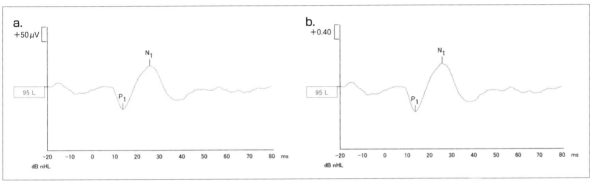

図 3．cVEMP 記録の実際（Eclipse 使用時）

原波形（a）のみが記録されるので，p13-n23 頂点間振幅，p13 と n23 の潜時を求める．測定波形の EMG Scaling にチェックすることで正規化された波形（b）が得られる．a では縦軸の較正目盛りに＋50 μV と単位が表示されているが，b では＋0.40 と無単位となっていることに注意されたい

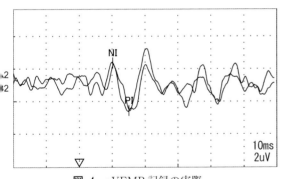

図 4．oVEMP 記録の実際

刺激直後から 10 msec 前後の陰性波 N1 とそれに引き続く陽性波 P1 がみられる

msec，p1 が 16.4±1.1 msec である．

臨床応用

1．耳石器単独障害によるめまい

回転角速度の受容体である規管の障害で回転性

めまいが生じるが，直線加速度の受容体である耳石器の障害では直線運動をもつめまい感が生じる．球形嚢斑はほぼ矢状面に位置し矢状面の運動の受容器であり，その障害では矢状面方向の動きをもつめまい感が生じる[5]．また，卵形嚢斑はほぼ水平面に位置し水平面の運動の受容器であり，その障害では水平面方向の動きをもつめまい感が生じる[6)7]．そこで，側方へ傾斜あるいは並進感，前後方向への傾斜あるいは並進感，上下方向への並進感のいずれかを有し，VEMP 以外にめまいの原因となる所見がない場合を，耳石器単独障害のめまいと診断される．すなわち本疾患の診断にはVEMP が必須である．

2．前庭神経炎

前庭神経炎は，急性の回転性めまいで発症し，

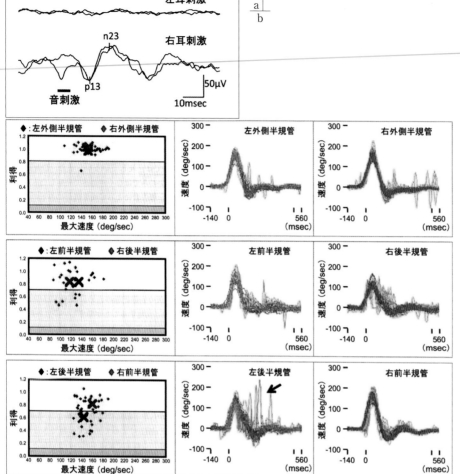

図 5.
左下前庭神経炎例
a は cVEMP を示す．左耳刺激においては反応はみられない．b は vHIT を示す．左後半規管の VOR ゲインのみ低下がみられる．球形嚢と後半規管の求心線維は下前庭神経を経由するので，下前庭神経の障害が示唆される
（文献 18 より引用）

カロリックテストで異常を示す疾患である．カロリックテストは外側半規管-上前庭神経系の機能検査なので，前庭神経炎の障害部位は上前庭神経であることを意味する．前庭神経炎の中にはcVEMP が異常を示すものがあり，このような症例の病変は下前庭神経に及んでいるものと考えられる．また，前庭神経炎の後遺症として良性発作性頭位めまい症（後半規管への耳石の結晶の迷入）が生じることが知られている．後半規管よりの求心路は下前庭神経を経ているので，cVEMP で異常を示すものは良性発作性頭位めまい症を発症することが少ないとされる[8]．

急性の回転性めまいで発症するが，カロリックテストが正常で cVEMP が異常を示すものがある．このような症例は，下前庭神経に限局した障害が考えられ下前庭神経炎と呼ばれ，その病巣局在には cVEMP と vHIT が有用である[9][10]（図5）．

3．良性発作性頭位めまい症

良性発作性頭位めまい症の病態は，後半規管内に卵形嚢の平衡斑より脱落した耳石が迷入したものと考えられている．そのため，本疾患の 67～85% で oVEMP の異常を認め，卵形嚢機能障害が高頻度にみられる[11]．良性発作性頭位めまい症の頭位性めまいは，Epley 法などの頭位治療により速やかに改善するが，その後もふらつきが残存することがある．このような残存するふらつきの原因として，心因性を含め様々なものが考えられているが，筆者らはこのような症例では oVEMP の異常が残存することから，残存する卵形嚢機能障害に起因するめまいであると考えている[12]．

4．聴神経腫瘍

下前庭神経に好発する聴神経腫瘍の評価に，

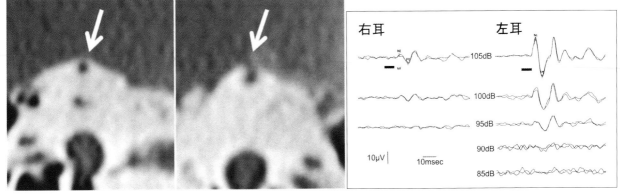

図6. 左上半規管裂隙症候群例

a は高分解能 CT を示す．右上半規管の天蓋には骨壁を認めるが，左では骨壁は欠損している．
b は oVEMP の閾値測定の結果を示す．左耳刺激では右耳刺激に比較し高振幅である．また，左耳は
右耳よりも閾値が低下している
（文献19より引用）

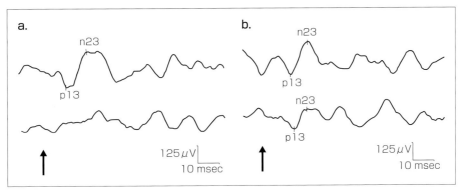

図7. 左メニエール病例

a はフロセミド投与前，b は投与後の cVEMP を示す．上段は右耳刺激，下段は左耳刺
激による反応を示す．投与前に，左耳で無反応であったものが，投与後に明らかな反応
がみられる．よって，本例は左耳でフロセミド負荷 cVEMP 陽性と判断する
（文献21より引用）

cVEMP は有用と考えられている．腫瘍サイズが大きくなるに従い cVEMP の振幅は小さくなる[13]~[15]．

5. 上半規管裂隙症候群

上半規管裂隙症候群は，上半規管を被う頭蓋骨の欠損によりめまいや聴覚症状，Tullio 現象などをきたす症候群である[16]~[19]．診断には，高分解能 CT により上記の骨欠損像を確認することによるが，骨壁が存在していても欠損しているかのように描出されることがあり，画像のみで診断することは難しい．本症候群では，上記の骨欠損分が第3の窓として作用することで，VEMP の振幅の増大，閾値低下が知られており，本症候群の診断の参考所見となる（図6）．

6. 内リンパ水腫推定検査として

内リンパ水腫はメニエール病と関連する病態である．メニエール病における内リンパ水腫の好発部位は球形嚢であり，球形嚢の内リンパ水腫を推定する検査は有用であると考えられる．cVEMP は球形嚢の関与する反応なので，cVEMP を用い球形嚢の内リンパ水腫を推定することができる．これには次の2つの方法が知られている．

1）フロセミド負荷 VEMP

利尿剤負荷前後の cVEMP の p13-n23 頂点間振幅の変化で内リンパ水腫の存在を評価する方法である．あらかじめ cVEMP の p13-n23 頂点間振幅

を測定する．フロセミド 20 mg 投与 60 分後に再びcVEMP を測定する（図 7）．投与前に対する改善率が 14.2％を超える場合，あるいは投与前に無反応であったものが投与後に明らかな波形を確認できたものを陽性とする．メニエール病確実例に対する感度は 71％，特異度は 81％である[20)21)]．

フロセミド負荷 VEMP は，メニエール病健側耳の 24％で陽性を示すことが知られている[22)]．陽性を示したものは，示さなかったものに比較し，両側罹患例に移行する割合が高いことから，無症候性の潜在性の内リンパ水腫を示しているものと考えられている[23)]．

2）周波数特性法

メニエール病で cVEMP の周波数応答は高音に変位することが知られている[24)]．このことを，診断に応用したものである．通常の 500 Hz のトーンバースト音刺激による cVEMP の測定に加え，1000 Hz のトーンバースト音刺激による測定を行う．それぞれにおける p13-n23 頂点間振幅を測定し，次式より SLOPE を求める．

$$SLOPE = 100 \times (A1 - A2)/(A1 + A2)$$

ここで，A1 は 500 Hz トーンバースト音刺激による，A2 は 1000 Hz トーンバースト音刺激による cVEMP の振幅である[25)]．

SLOPE が−19.9 以下の場合を陽性とすると，メニエール病確実例に対して感度は 74％，特異度は 76％となる．

参考文献

1) Colebatch JG, Halmagyi GM：Vestibular evoked potentials in human neck muscles before and after unilateral vestibular deafferentation. Neurology, **42**：1635-1636, 1992.
2) Rosengren SM, Todd NPM, Colebatch JG：Vestibular-evoked extraocular potentials produced by stimulation with bone-conducted sound. Clin Neurophysiol, **116**：1938-1948, 2005.
3) Todd NP, Rosengren SM, Aw ST, et al：Ocular vestibular evoked myogenic potentials (OVEMPs) produced by air- and bone-con-ducted sound. Clinical Neurophysiology, **118**：381-390, 2007.
4) Papathanasiou ES, Murofushi T, Akin FW, et al：International guidelines for the clinical application of cervical vestibular evoked myogenic potentials：an expert consensus report. Clin Neurophysiol, **125**：658-666, 2014.
   Summary cVEMP の測定法を詳細に述べた国際ガイドラインである．
5) Seo T, Miyamoto A, Node M, et al：Vestibular evoked myogenic potentials of undiagnosed dizziness. Auris Nasus Larynx, **35**：27-30, 2008.
   Summary 原因不明のめまいの中に cVEMP の異常を認める球形嚢障害のめまいが存在することを報告した．
6) Murofushi T, Nakahara H, Yoshimura E：Assessment of the otolith-ocular reflex using ocular vestibular evoked myogenic potentials in patients with episodic lateral tilt sensation. Neurosci Lett, **515**：103-106, 2012.
   Summary 一側への傾斜感をもつ患者 10 例中 9 例で oVEMP の異常を認め特発性卵形嚢障害によるものと考えられた．
7) Saka N, Seo T, Ohta S, et al：Is a pulling sensation in the anteroposterior direction associated with otolith dysfunction? Acta Otolaryngol, **134**：233-237, 2014.
8) Murofushi T, Halmagyi GM, Yavor RA, et al：Absent vestibular evoked myogenic potentials in vestibular neurolabyrinthitis. An indicator of inferior vestibular nerve involvement?Arch Otolaryngol Head Neck Surg, **122**：845-848, 1996.
9) Halmagy GM, AW ST, Karberg M, et al：Inferior vestibular neuritis. Ann N Y Acad Sci, **956**：306-313, 2002.
10) 白石　功，瀬尾　徹，小林孝光ほか：cVEMP と vHIT で診断された下前庭神経炎例．耳鼻臨床，**109**：833-837, 2016.
11) Seo T, Saka N, Ohta S, et al：Detection of utricular dysfunction using ocular vestibular evoked myogenic potential in patients with benign paroxysmal positional vertigo. Neurosci Lett, **550** 12-16, 2013.
12) Seo T, Shiraishi K, Kobayashi T, et al：Residual dizziness after successful treatment of idio-

pathic benign paroxysmal positional vertigo originates from persistent utricular dysfunction. Acta Otolaryngol, **137**：1149-1152, 2017.

13）Murofushi T, Matsuzaki M, Mizuno M：Vestibular evoked myogenic potentials in patients with acoustic neuromas. Arch Otolaryngol Head Neck Surg, **124**：509-512, 1998.

14）Suzuki M, Yamada C, Inoue R, et al：Analysis of vestibular testing in patients with vestibular schwannoma based on the nerve of origin, the localization, and the size of the tumor. Otol Neurotol, **29**：1029-1033, 2008

15）Holliday MA, Kim HJ, Zalewski CK, et al：Audiovestibular Characteristics of Small Cochleovestibular Schwannomas in Neurofibromatosis Type 2. Otolaryngol Head Neck Surg, **151**(1)：117-214, 2017.

16）Minor LB, Solomon D, Zinreich JS, et al：Sound- and/or pressure-induced vertigo due to bone dehiscence of the superior semicircular canal. Arch Otolaryngol Head Neck Surg, **124**：249-258, 1998.

17）Roditi RE, Eppsteiner RW, Sauter TB, et al：Cervical vestibularevoked myogenic potentials (cVEMPs)in patients with superior canal dehiscence syndrome(SCDS). Otolaryngol Head Neck Surg, **141**：24-28, 2009.

18）藤森貴世子，坂　直樹，瀬尾　徹ほか：上半規管裂隙症候群例．耳鼻臨床, **106**(2)：105-108, 2013.

19）瀬尾　徹：めまい・ふらつきの鑑別に必要な検査．MB ENT, **256**：15-22, 2021.

20）Seo T, Yoshida K, Shibano A, et al：A possible case of saccular endolymphatic hydrops. ORL, **61**：215-218, 1999.

21）Seo T, Node M, Yukimasa A, et al：Furosemide loading vestibular evoked myogenic potential for unilateral Ménière's disease. Otol Neurotol, **24**：283-288, 2003.
Summary フロセミド負荷 cVEMP の最初の報告．メニエール病患側耳の40％で，フロセミド投与後に cVEMP の振幅は改善した．

22）Seo T, Shiraishi K, Kobayashi T, et al：Revision of a furosemide loading vestibular evoked myogenic potential protocol for detecting endolymphatic hydrops. Acta Otolaryngol, **137**：1244-812, 2017.

23）Seo T, Saka N, Sakagami M：Furosemide-loading vestibular evoked myogenic potential testing can suggest developing bilateral involvement of unilateral Meniere's disease. Acta Otolaryngol, **132**：632-636, 2012.

24）Node M, Seo T, Miyamoto A, et al：Frequency dynamics shift of vestibular evoked myogenic potentials in patients with endolymphatic hydrops. Otol Neurotol, **26**：1208-1213, 2005.

25）Murofushi T, Komiyama S, Hayashi Y, et al：Frequency preference in cervical vestibular evoked myogenic potential of idiopathic otolithic vertigo patients. Does it reflect otolithic endolymphatic hydrops? Acta Otolaryngol, **135**：995-999, 2015.

Monthly Book
ENTONI
エントーニ
No.263

好評増大号

MB ENTONI No.263　2021年10月　増大号
160頁　定価5,280円（本体4,800円＋税）

エキスパートから学ぶ 最新の耳管診療

編集企画　　仙塩利府病院耳科手術センター長　小林俊光

本邦では薬事承認を受けたバルーン耳管開大術、2020年に保険適用された耳管ピン挿入術と今後の新規医療としての普及が期待される耳管診療について、エキスパートにより解説！！

☆ CONTENTS ☆

←詳しくはこちらを check！

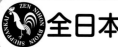
全日本病院出版会　〒113-0033 東京都文京区本郷 3-16-4　Tel：03-5689-5989
www.zenniti.com　　　　　　　　　　　　　　　　　Fax：03-5689-8030

MB ENT, 288 : 41-46, 2023

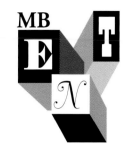

◆特集・めまい検査を活用しよう─適応と評価─

重心動揺検査

藤本千里*

Abstract　重心動揺検査は，立位体平衡機能検査の一つで，立位姿勢における身体の動揺を足圧中心の動揺としてとらえ，それを記録・分析する検査である．重心動揺検査で使用する重心動揺計は，足圧中心の動揺を電気信号で出力するものであり，厳密には身体重心の投影点を測定するものではない．しかし，通常の立位姿勢では，足圧中心の動揺は重心の動揺を反映すると考えられる．実臨床では，足圧中心動揺パターンの定性的評価や，各種定量的評価により，めまい・平衡障害の診断や治療効果の判定などに用いられる．体平衡の主たる入力系である前庭平衡覚・体性感覚・視覚に外乱を加えながら重心動揺検査を測定する刺激負荷重心動揺検査は，病巣診断や，立位体平衡における各入力系への依存性の評価を行うために用いられる．

Key words　ふらつき(dizziness)，姿勢(posture)，立位(standing position)，前庭系(vestibular system)，前庭疾患(vestibular diseases)

はじめに

　重心動揺検査は，立位体平衡機能検査の一つで，立位姿勢における身体の動揺を足圧中心(地面と接触している床反力の平均作用点)の動揺としてとらえ，それを記録・分析する検査である．臨床の場においては，足圧中心動揺パターンの定性的評価や，各種定量的評価により，めまい・平衡障害の診断や治療効果の判定，経過観察などに用いられる．本稿では，重心動揺検査の検査法および比較的よく用いられる解析法について概説する．

原　理

　重心動揺検査で使用する装置は重心動揺計と呼ばれ，JIS で規格が定められている．重心動揺計は，被検者の直立姿勢時における足底圧の垂直作用力を変換機で検出し，足圧中心動揺を電気信号変化として出力する足圧検出装置である．重心動揺計は主として，被検者が立つプラットフォームと荷重検出センサを備えた計測装置，アンプ，アナログ／デジタル変換部とデジタルデータをもとに解析を行う演算部を備えた解析装置で構成されている．重心動揺計は，足圧中心の動揺を電気信号で出力するものであり，厳密には身体重心の投影点を測定するものではない．しかし，通常の立位姿勢では，足圧中心の動揺は重心の動揺を反映すると考えられる．

検査方法の概要

　検査方法の詳細については，日本めまい平衡医学会による指針を参照していただきたい[1)2)]．

　静かで明るさが均等な部屋で，音や視刺激による身体偏倚が生じない条件で検査する．被検者が壁に向かって直立するように重心動揺計を設置する．壁面との距離は 1～2 m 前後とし，正面の壁の被検者の眼の高さに直径 1～2 cm の視標を設定する．裸足での検査が基本であるが，困難な場合

* Fujimoto Chisato, 〒 113-8655　東京都文京区本郷 7-3-1　東京大学医学部耳鼻咽喉科・頭頸部外科，講師

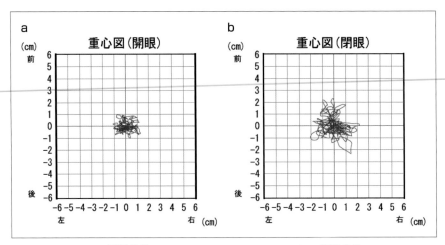

a．開眼条件　　　　　　　　　　　b．閉眼条件

図 1．X-Y 記録図の例

開眼，閉眼条件で 60 秒記録した．左前庭神経炎の 58 歳男性の症例

はストッキングなどの滑りやすい履物は避ける．上肢を軽く体側に接した姿勢で，重心動揺計の中心と両足底中心の中点を一致させ閉足位（左右足の内側面を合わせる）で起立させる．

　身体動揺の記録は，通常，開眼と閉眼の状態で各 60 秒間行う．開眼条件では視標を固視させる．60 秒間の検査が困難な場合は 30 秒間とし，記録時間を付記しておく．検査中，動揺が強く転倒の恐れが生じる場合は，適宜中止する．

主な解析方法

1．重心動揺図

　足圧中心の動揺を記録したものを重心動揺図という．重心動揺図には，X-Y 記録図（statokinesigram）と経時的記録図（stabilogram）がある．X-Y 記録図は，被検者の左右方向を X 軸，前後方向を Y 軸とした 2 次元平面に足圧中心の移動を図示したものである（図 1）．検査時間中の足圧中心の動揺を平面的に把握できる．一般に重心動揺図という場合は X-Y 記録図を指すことが多い．重心動揺図は主観的な動揺パターンから，求心型，左右型，前後型，びまん型，多中心型などに分類され，これらの動揺パターンは病巣診断の一助となるという報告がある[3]．健常者の X-Y 記録図は，小さく求心型を示すことが多い．左右型は一側末梢前庭障害，前後型やびまん型は両側前庭障害や脊髄小脳病変に多いとされる．経時的記録図は，横軸

を時間軸として，縦軸に左右または前後の揺れの振幅を図示したものである（図 2）．動揺の大きさの時間的な変化を把握できる．

2．面積・軌跡長分析

　面積・軌跡長分析には，総軌跡長，単位時間軌跡長（動揺速度），外周面積，実効値，ロンベルグ率などの評価項目がある．総軌跡長は記録時間中の足圧中心の総移動距離を示し，単位時間軌跡長は単位時間の足圧中心の移動距離，すなわち，動揺の速さを示す．外周面積は重心動揺図の外周を囲む線で包まれる面積を示し，面としての動揺の広がりを示す．実効値は全重心動揺の平均位置と計測された重心位置の距離の二乗和の平方根を示す．総軌跡長や単位時間軌跡長は，重心動揺の距離に関連する評価項目であり，外周面積と実効値は，重心動揺の広がりに関連する評価項目である．ロンベルグ率は閉眼時の評価項目の数値を開眼時の評価項目の数値で除した値であり，本邦では外周面積や単位時間軌跡長を用いて計算することが多い．ロンベルグ率は立位体平衡における視覚への依存性の指標となり，下肢体性感覚障害や末梢前庭障害において高値になる場合がある．

　グラビチャートは，外周面積・単位時間軌跡長・密集度（単位面積軌跡長）・左右中心（X 方向平均中心変位）・前後中心（Y 方向平均中心変位）・外周面積ロンベルグ率の 6 項目について，健常者と比較する解析法である．性別年齢を加味した平均

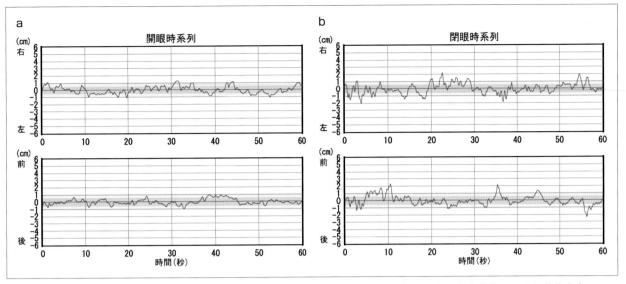

a．開眼条件．上段は左右方向，下段は前後方向
b．閉眼条件．上段は左右方向，下段は前後方向

図 2．経時的記録図の例
開眼，閉眼条件で 60 秒記録した．図 1 と同じ症例

値との比較を図示するため，開眼・閉眼それぞれにおいて，健常者の男女年代別平均値をグラフ軸の 5 の点に取り，上記 6 項目の実測値から平均値を引いて標準偏差で除した値に 5 を加えた値を算出してプロットし，グラフ化するなどの方法がとられる（図 3）．被検者の身体動揺の程度を把握することが可能である．

3．パワースペクトル分析

パワースペクトル分析は，重心動揺を構成する周波数とそのパワーを分析する方法，すなわち，どのような周波数成分をどのくらい多く含んでいるのかを把握する分析法である．分析の周波数範囲は，通常約 0.02～10 Hz である．高速フーリエ変換（fast fourier transform：FFT）や最大エントロピー法（maximum entropy method：MEM）などの方法がある．周波数分布の表記方法は様々な方法があるが，近年，健常者の周波数分布との違いをわかりやすくする工夫がなされている．図 4 は，0.001 Hz の分解能で算出された周波数を 0.5 Hz 帯域毎に区分けしたものを横軸，位置のパワーを 0.001 Hz 単位毎に「（計測値−健常者の平均値）／健常者の標準偏差値」の演算（正規化）を行い 0.5 Hz 帯域毎に平均した値を縦軸にとり，ヒストグラムで示したものである．

パワースペクトルの疾患特異性については，これまで多くの研究がなされている．たとえば，前庭障害における左右方向に優位な 1 Hz 以下の動揺の増強や，小脳障害における前後方向の 2～4 Hz の動揺の増強[1)~6)]，といった報告がある．また，末梢前庭障害では健常者に比べ，閉眼時に左右・前後動揺の 0.1 Hz 以上の周波数成分が増大する[7)]，というような測定条件におけるパワースペクトルの変化に関する報告もある．しかし，これらの周波数特性は，共通の見解を得られていない部分もあり，今後の研究の進展が待たれる．

4．刺激負荷重心動揺検査

電気刺激，視運動刺激，傾斜刺激，水平運動刺激，振動刺激，ラバー負荷などの刺激負荷を加えながら重心動揺検査を行う方法である．体平衡の主たる入力系である前庭平衡覚・体性感覚・視覚に外乱を加えることにより，病巣診断や，立位体平衡における前庭平衡覚・体性感覚・視覚への依存性の評価を行うことなどを目的としている．本稿では，本邦で比較的よく用いられる，電気刺激負荷重心動揺検査（galvanic body sway test：GBST）とラバー負荷重心動揺検査について説明する．

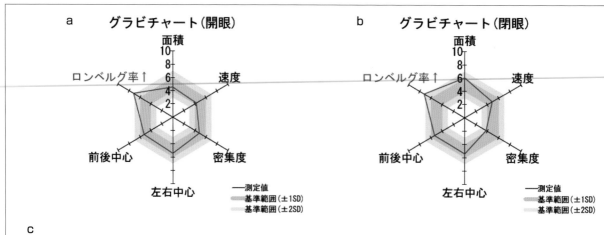

c

標準解析項目	開眼:60秒				閉眼:60秒			
	測定値	-2SD	平均	+2SD	測定値	-2SD	平均	+2SD
面積　　　　(cm²)	2.53	0.02	3.22	6.43	7.51	-0.68	4.69	10.06
速度　　（cm/秒）	1.13	0.58	1.45	2.32	2.10	0.60	2.20	3.79
密集度　　（1/cm）	26.81	6.14	29.07	52.00	16.78	7.86	30.25	52.64
左右中心　　（cm）	0.39	-1.54	0.03	1.60	0.41	-1.51	0.06	1.62
前後中心　　（cm）	-0.11	-3.89	-0.56	2.77	0.51	-3.60	-0.11	3.38
面積ロンベルグ率	2.96	0.19	1.51	2.83	総軌跡長（cm）		開眼：67.97	閉眼：126.07

【基準値判定は±2SDです】

図 3. グラビチャートの例

図 1 と同じ症例. 各評価項目において，健常者の平均値はグラフ軸の 5 である

　a：開眼条件

　b：閉眼条件

　c：グラビチャートで使用する各解析項目の値

SD：standard deviation（標準偏差）

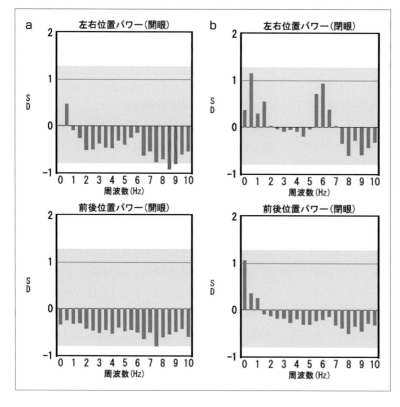

図 4.

パワースペクトル分析の例

図1と同じ症例. 最大エントロピー法（maximum entropy method：MEM）を用いている. 0.001 Hz の分解能で算出された周波数を 0.5 Hz 帯域毎に区分けしたものを横軸，位置のパワーを 0.001 Hz 単位毎に「（計測値-健常者の平均値）/健常者の標準偏差値」の演算（正規化）を行い 0.5 Hz 帯域毎に平均した値を縦軸にとり，ヒストグラムで示したものである

　a：開眼条件. 上段は左右方向，下段は前後方向

　b：閉眼条件. 上段は左右方向，下段は前後方向

解析項目	ラバーなし		ラバーあり		ラバー比(あり/なし)	
	開眼	閉眼	開眼	閉眼	開眼	閉眼
面積	2.53	7.51	6.09	20.25	2.40	2.69
面積ロンベルグ率	2.96		3.32			
速度	1.13	2.10	1.88	4.71	1.66	2.24
速度ロンベルグ率	1.85		2.51			
実効値	0.63	0.98	0.94	1.67	1.50	1.70
実効値ロンベルグ率	1.56		1.77			

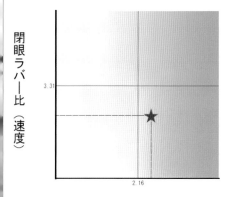

閉眼ラバー比（速度）

速度ロンベルグ率（ラバー）

速度ロンベルグ率（ラバー）
　　　2.51 （特異度80％以上）

閉眼ラバー比（速度）
　　　2.24

（末梢）前庭障害の可能性（★）判定
　　　Ab

Aa：前庭障害を有する可能性が非常に高い.
Ab：前庭障害を有する可能性が高い.
B：前庭障害の可能性がある.
C：前庭障害がめまい平衡障害の主因である可能性は少ない.

図 5. ラバー負荷重心動揺検査の例

図1と同じ症例.本例では,ラバー使用時の速度(単位時間軌跡長)のロンベルグ率と閉眼時の速度(単位時間軌跡長)のラバー比(ラバーあり条件の値をラバーなしの条件の値で除した値)の両解析項目を用い,各解析項目の感度・特異度をもとに末梢前庭機能障害の診断予測を行っている

1）電気刺激負荷重心動揺検査（galvanic body sway test：GBST）

　GBST は,耳後部に直流電流負荷を行うことによって発現する身体動揺を観察する前庭脊髄路系の検査である.重心動揺検査プレート上で閉眼下の閉足立位姿勢で行われる.一般的には,一側の耳後部(陽極)と前額部(陰極)に電極を留置し,0.5～1.0 mA の直流電流を3～5秒間通電して,足圧中心動揺の加算平均波形を用いて評価する.正常反応では,刺激直後に初発波と呼ばれる刺激側と反対側に向かう小さな身体動揺が誘発され,その後,刺激側に向かう大きな身体動揺が誘発される.電流が前庭系を刺激し,刺激側への身体動揺が誘発されると考えられている.前庭系のどの部位に刺激が働いているかは議論の余地があるが,後迷路とする意見が多く[8][9],温度刺激検査などにより前庭障害が示されている症例において,GBST の反応が認められれば内耳障害,認められ

なければ後迷路障害と判定することが多い.

2）ラバー負荷重心動揺検査

　ラバー負荷重心動揺検査は,重心動揺検査の検査台の上に柔らかいフォームラバーを敷いて下肢体性感覚を攪乱させた状態で,開眼・閉眼の動揺を記録・解析する検査である[10][11].直立姿勢では,ラバーを負荷することにより下肢体性感覚からの入力が攪乱され,閉眼により視覚からの入力が遮断される.よって,閉眼・ラバー負荷条件では,前庭平衡覚からの入力が主体となるため,末梢前庭障害患者では身体動揺所見が著しく低下する.この現象を利用して,末梢前庭機能障害の診断予測を簡便かつ非侵襲的に行う.末梢前庭機能障害の診断予測については,ラバー使用時の単位時間軌跡長のロンベルグ率と閉眼時の単位時間軌跡長のラバー比(ラバー負荷条件での数値をラバーなし条件での数値で除した値)の両解析項目を用い,各解析項目の感度・特異度をもとに行う(図5).

ロンベルグ率とラバー比は，それぞれ立位体平衡における視覚への依存性と下肢体性感覚への依存性を反映すると考えられる．

おわりに

重心動揺検査は，立位体平衡機能を簡便かつ定量的に評価するツールとしての役割をもつ．また，体平衡の入力系に刺激負荷を加えて測定することにより，病巣診断や，立位対平衡における前庭平衡覚・体性感覚・視覚への依存性の評価を行うことが可能である．一方，体平衡系は非常に複雑なシステムから成り立つことより，重心動揺検査から得られた所見のみから疾患の病巣診断を行うのは適切でない．本検査によって得られた所見の解釈は，体平衡系のメカニズムを理解したうえで，他の検査所見をふまえ総合的に行うことが求められる．

文 献

1) 平衡機能検査法基準化のための資料—2006年平衡機能検査法診断基準化委員会答申書，及び英文項目—. Equilibrium Res, **65**：468-503, 2006.
   Summary 日本めまい平衡医学会平衡機能検査法診断基準化委員会が，2006年当時本邦で行われていた各種平衡機能検査の概要，原理，装置，手技，評価法などを統一的にまとめた資料である．
2) 鈴木淳一，松永 喬，徳増厚二ほか：日本平衡神経科学会：重心動揺検査のQ&A，手引き. Equilibrium Res, **55**：64-77, 1996.
   Summary 日本平衡神経科学会（現日本めまい平衡医学会）が，重心動揺検査についての一般的な見解として公表したものである．
3) 時田 喬：重心動揺計検査「脳・神経・筋機能検査」. 日本臨床，**37**：1904-1907, 1979.
4) Baloh RW, Jacobson KM, Beykirich K, et al：Static and dynamic posturography in patients with vestibular and cerebellar lesions. Arch Neurol, **55**：649-654, 1998.
5) Diener HC, Dichgans J, Guschlbauer B, et al：The significance of proprioception on postural stabilization as assessed by ischemia. Brain Res, **296**：103-109, 1984.
6) Mauritz KH, Dichgans J, Hufschmidt A, et al：Quantitative analysis of stance in late cortical cerebellar atrophy of the anterior lobe and other forms of cerebellar ataxia. Brain, **102**：461-482, 1979.
7) Fujimoto C, Kamogashira T, Kinoshita M, et al：Power spectral analysis of postural sway during foam posturography in patients with peripheral vestibular dysfunction. Otol Neurotol, **35**：e317-323, 2014.
   Summary 最大エントロピー法を用いてラバー負荷重心動揺検査のパワースペクトル解析を行い末梢前庭障害患者の周波数特性を検討した論文である．
8) Coats AC：Galvanic body sway in normals and patients with 8th nerve lesions. Adv Otorhinolaryngol, **19**：318-334, 1973.
9) 中島成人，馬場正明，森内晴美ほか：Galvanic Body Sway の刺激部位について—蝸電成績との比較よりみた一考察—. Equilibrium Res, **39**：29-33, 1980.
10) Fujimoto C, Murofushi T, Chihara Y, et al：Assessment of diagnostic accuracy of foam posturography for peripheral vestibular disorders：analysis of parameters related to visual and somatosensory dependence. Clin Neurophysiol, **120**：1408-1414, 2009.
   Summary ラバー負荷重心動揺検査の末梢前庭障害に対する予備的診断能を検討した論文である．加齢による影響を受けにくく，かつ疾患識別能が高いパラメータについての検討を行っている．
11) 藤本千里，岩﨑真一，山岨達也：ラバー負荷重心動揺検査による末梢前庭障害の予備的診断. Equilibrium Res, **71**：472-477, 2012.
   Summary 国内で広く用いられるラバーを用いて施行したラバー負荷重心動揺検査の末梢前庭障害に対する予備的診断能を検討した論文である．

MB ENT, 288：47-54, 2023

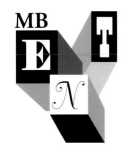

◆特集・めまい検査を活用しよう─適応と評価─

自覚的視性垂直位

和田佳郎*

Abstract 　自覚的視性垂直位(SVV)は，視覚指標を用いて自覚的な重力軸を計測する簡便で非侵襲的な方法である．臨床では重力感受性を診断するめまい・平衡機能検査として用いられている．重力感受性は，頭部直立条件での頭部直立 SVV(HU-SVV)と頭部傾斜条件での左右頭部傾斜感覚ゲイン(HTPG)により評価する．耳石器(主に卵形嚢)機能が低下した直後，HU-SVV は患側偏倚，HTPG は患側過小となるが，中枢代償がはたらくといずれも正常化に向かう．HU-SVV，HTPG の両方あるいはいずれかが正常範囲外であれば重力感受性障害と診断するが，前庭性めまい疾患では 40～60％に重力感受性障害が認められる．HTPG は中枢代償不全であれば過小が続くが，難治性メニエール病や PPPD では過大となる場合が多く，身体の防御反応が過度にはたらいた中枢代償過剰の状態であると推察される．HU-SVV に加えて HTPG も評価することにより，新たな診断法，治療法の確立が期待できる．

Key words 　自覚的視性垂直位(subjective visual vertical：SVV)，重力感受性(gravity perception)，めまい(vertigo/dizziness)，頭部傾斜感覚ゲイン(head tilt perception gain：HTPG)，耳石器(otolith organs)，中枢代償(central compensation)

はじめに

　自覚的視性垂直位(subjective visual vertical：SVV)は，視覚指標を用いて自覚的な垂直，すなわち重力軸を計測する方法である[1]．臨床では，重力感受性を診断するめまい・平衡機能検査として用いられている．本稿では，SVV の歴史，種類，方法および重力感受メカニズムについて述べ，さらにその診断的意義と疾患ごとの実例を紹介する．

SVV とは

1．歴　史

　SVV は，1861 年に Aubert が報告した「完全暗所で頭部を大きく左右に傾けると垂直の光の筋(重力軸)は頭と反対側に傾く現象(図 1-a)」[2]，1961 年に Müller が報告した「完全暗所で頭部を

小さく左右に傾けると垂直の光の筋(重力軸)は頭と同じ側に傾く現象(図 1-b)」[3]から見出された．前者は A-effect，後者は E-effect と呼ばれている．それ以降，SVV は重力や空間識を対象とする心理学や航空医学の分野で精力的に研究されてきた．臨床では 1990 年代頃からめまい・平衡機能検査として用いられ[4][5]，同時に神経科学の分野では重力認知経路の神経機構の解明を目指して基礎研究が進められている[6]．

2．種　類
1）類似方法

　SVV は自覚的な重力軸を計測するが，自覚的な水平軸を計測する自覚的視性水平位(subjective visual horizontal：SVH)という方法もある．SVH は SVV と本質的な違いはないためここでは SVH も SVV として扱う．また，座位にて自ら椅子を前後左右に傾けて身体軸を自覚的な重力軸と一致

---

* Wada Yoshiro，〒 546-0043 大阪府大阪市東住吉区駒川 4-7-15　和田耳鼻咽喉科医院，院長／〒 634-8522 奈良県橿原市四条町 840　奈良県立医科大学耳鼻咽喉・頭頸部外科，特任講師

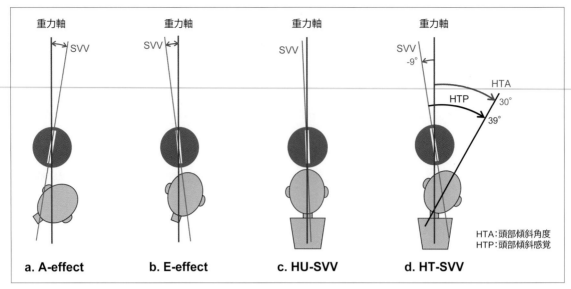

図 1. SVV について
a：A-effect. 頭部を大きく傾けると SVV は頭と同じ方向に傾く
b：E-effect. 頭部を小さく傾けると SVV は頭と反対方向に傾く
c：HU-SVV. 頭部直立条件での SVV 計測
d：HT-SVV. 頭部傾斜条件での SVV 計測，HTA が右 30° の場合に
　　SVV が左 9° であれば HTP(＝HTA−SVV)は右 39° となる

させる自覚的身体垂直位(subjective postural
vertical：SPV)という方法もある[7]．SPV は SVV
と比べて体性感覚の関与が大きいため SVV とは
別の方法としてここでは扱わない．

2）評価面

　重力感受性を三次元的に評価するためには，前
額面(roll plane)と矢状面(pitch plane)について
SVV を計測する必要がある．しかし，矢状面は計
測が煩雑になるため臨床では前額面についてのみ
計測しているのが現状である．

3）頭部・身体傾斜条件

　従来，めまい・平衡機能検査としての SVV は
頭部直立条件のみの計測であった．近年，頭部傾
斜条件を加えた SVV 計測の臨床応用化が進み，
より幅広い重力感受性の評価が可能となった．前
者を頭部直立 SVV(head upright SVV：HU-
SVV)，後者を頭部傾斜 SVV(head tilt SVV：HT-
SVV)と呼び[8]，本稿では両者について述べる．研
究レベルでは身体傾斜条件や遠心加速度刺激条件
での SVV 計測も行われているが，装置が大がか
りとなり臨床応用化が難しいため，ここでは扱わ
ない．

3．方　法

1）HU-SVV

　HU-SVV は，座位あるいは立位で身体と頭部を
直立に保ちながら，視覚指標(バーが多い)を用い
て SVV を計測する(右方向が正)(図 1-c)．視覚指
標以外の視覚情報を遮断できれば，視覚指標の形
状，サイズ，色，被験者との距離などに特別な決
まりはない．バケツの内側底面にバーを描き，外
側底面に分度器を貼った所謂バケツ法でも十分に
計測可能である．施設によって異なるが，SVV は
4～10 回計測し，その平均が左右 2～2.5° 以内であ
れば正常としている．

2）HT-SVV

　HT-SVV は，座位あるいは立位で身体を直立に
保ちながら，頭部直立および頭部傾斜条件にて
SVV と頭部傾斜角度(head tilt angle：HTA)を計
測する(右方向が正)(図 1-d)[9]．

(1) HT-SVV の原理

　SVV と HTA の成す角度(＝HTA−SVV)を頭部
傾斜感覚(head tilt perception：HTP)とすると，
健常人では座位において HTA が 30° 以内では
HTA と HTP は高い直線性を示す(図 2-a)．した

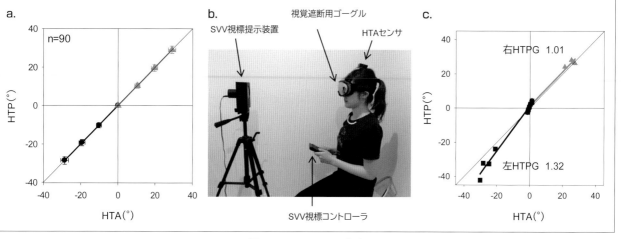

図 2. HT-SVV の計測
a：健常人（n＝90）では，HTA が 30° 以内であれば HTA と HTP は高い直線性（r＝0.999）を示した
b：HT-SVV の測定風景
c：実際の測定例　この例では左 HTPG は 1.32，右 HTPG は 1.01 となる

がって，HTP/HTA を頭部傾斜感覚ゲイン（HTP gain：HTPG）と定義すると，近似直線の slope が HTPG となる．すなわち，重力感受性は HTPG＜1 であれば過小（A-effect），＝1 であれば正確，＞1 であれば過大（E-effect）と評価することができる．

（2）HT-SVV の計測

　HT-SVV も視覚指標以外の視覚情報を遮断できれば，視覚指標の形状，サイズ，色，被験者との距離や計測回数などに特別な決まりはない．我々の施設では，検者の指示に従って頭部を直立，右，左，直立，左，右，直立の順序でゆっくりと傾斜（20〜30°）させ，各条件 2 回，計 14 回測定する（図 2-b）．結果から，頭部直立条件での SVV の平均を HU-SVV，頭部左傾斜条件（左傾斜〜直立）と頭部右傾斜条件（右傾斜〜直立）での近似直線の slope をそれぞれ左 HTPG，右 HTPG として算出する（図 2-c）．また，HTPG の左右差指数を，HTPG 左右差指数＝（左右 HTPG の差）/（左右 HTPG の和）×100（％）により求める．HTPG が 0.80〜1.25，HTPG 左右差指数が 10％以内であれば正常としている．

4．重力感受メカニズム

　重力を感受し認知する経路としては，頭部が静止している状態では重力センサである耳石器からの入力が前庭神経核，内側縦束（medial longitudi-nal fasciculus：MLF），視床を介して頭頂葉-島前庭皮質（parieto-insular vestibular cortex：PIVC）を中核とする頭頂葉から側頭葉にかけて散在する前庭皮質ネットワークに至るルートが想定されている[10)11)]．耳石器には卵形嚢と球形嚢があるが，30° 以内の頭部傾斜では主に卵形嚢が反応している[12)]．前庭神経核は同側優位[13)]，MLF は対側優位であるが，視床や PIVC では一定の優位性はみられない[11)]．また，重力感受性には，耳石器以外にも抗重力筋や関節，足底などの体性感覚，頭部が動的傾斜している状態では垂直半規管[14)]，開眼では視覚も関与している．このような前庭（耳石器と半規管）感覚，体性感覚，視覚からの情報を最終的に前庭皮質ネットワークが統合することによって重力そして空間識を認知している[11)15)]．HU-SVV，HTPG の両方あるいはいずれかが正常範囲外であれば重力感受性障害と診断するが[16)]，その責任部位は耳石器のみならず中枢を含めた重力感受および認知経路全体の影響を考慮しなければならない．

診断的意義

1．HU-SVV と HTPG の比較

　耳石器に注目すると，HU-SVV は頭部直立条件であるため，左右の耳石器への重力刺激が等しい状態での重力感受性の左右バランスを評価してい

表 1 各疾患の HU-SVV と HTPG の陽性率

疾患	n	HU-SVV 陽性率	HTPG 陽性率	重力感受性障害陽性率
一側メニエール病	115	37.4%	39.1%	60.9%
一側末梢前庭障害	99	29.3%	37.4%	51.5%
めまい症	88	17.0%	31.8%	43.2%
BPPV	76	32.9%	38.2%	50.0%
前庭性片頭痛	14	14.3%	35.7%	42.9%
起立性調節障害	13	7.7%	7.7%	15.4%
両側前庭障害	12	41.7%	25.0%	41.7%

(文献 17 より改変して引用)

るといえる．一方，卵形嚢は頭部傾斜側が優位に反応するため[12]，右(左)HTPG は主に右(左)卵形嚢由来の重力感受性を評価しているといえる．この HU-SVV と左右 HTPG の関係は，水平半規管の機能を評価する際の頭部直立条件での自発眼振と head impulse test での左右 gain の関係に似ている．

表 1 は各疾患の HU-SVV，HTPG，重力感受性障害の陽性率の比較である[17]．HU-SVV よりも HTPG のほうが高い陽性率を示す疾患が多く，前庭性めまい疾患では 40～60% に重力感受性障害が認められる．

2．中枢代償の影響

耳石器機能の障害が生じ機能が低下すると，その直後 HU-SVV は患側へ偏倚し，HTPG は患側が過小となる．たとえ耳石器機能障害が残存しても中枢代償がはたらくと HU-SVV，HTPG ともに正常化していくが，中枢代償不全の場合はそのまま異常が残る．しかし，難治性めまいにおける HTPG の異常は過小よりも過大が多い[16]．健常人の HTPG も加齢とともに過大傾向を示すが，これは不安定な姿勢を代償するため重力感受性を高めて立ち直り反射を増強する身体の生理的な防御反応と考えられる[9]．そこから考えると，難治性めまいにおける HTPG の過大は，耳石器機能障害に対する身体の防御反応が過度にはたらいた中枢代償過剰の状態をあらわしていると推察される．

3．他の耳石器機能検査との比較

SVV の他に耳石器卵形嚢機能を評価する検査としては，前庭誘発眼筋電図(ocular vestibular evoked myogenic potential：oVEMP)や眼球反対回旋運動(ocular counterroll：OCR)がある．oVEMP は HU-SVV と相関があるという報告

と[18]，ないという報告[19]があり，OCR も HU-SVV と相関があるという報告と[20]，ないという報告がある[21]．このように報告により大きなばらつきがあるのは，HU-SVV は卵形嚢～中枢の重力認知，oVEMP は卵形嚢～眼筋の強大音反射，OCR は卵形嚢～眼筋の頭部傾斜反射という神経経路や刺激法，評価法の違いによるものと思われる．今後 HTPG も含めた各検査の診断的意義の相違が明確になれば，検査結果の組み合わせからめまい疾患のより詳細な責任部位の判定が可能になると期待される．

疾患ごとの実例

1．前庭神経炎

前庭神経炎で患側の耳石器機能が低下すれば，発症直後 HU-SVV は患側へ偏倚し(多くは 2°以上)[22]，HTPG は患側が過小となる．いずれも中枢代償がはたらくと数週間～数か月後に正常化する(図 3-a)．

2．メニエール病

一側メニエール病では，HU-SVV は発作期には耳石器機能が低下する患側へ偏倚するが，非発作期には正常化すると報告されている[23](図 3-b)．しかし，難治性になると必ずしもそうとは限らない．図 4-a は，難治性一側メニエール病患者の非発作期における HU-SVV と HTPG の正常/異常の組み合わせから 4 つのタイプに分類した結果である[16]．HU-SVV は 37.4% が異常(Type A＋Type C)で，偏倚方向は患側，健側どちらも認められた(図 4-b)．一方，HTPG は 39.1% が異常(Type B＋Type C)で，両側あるいは患側が過大となる傾向が認められた(図 4-c)．中枢代償過剰が難治性の原因ではないかと推察される．

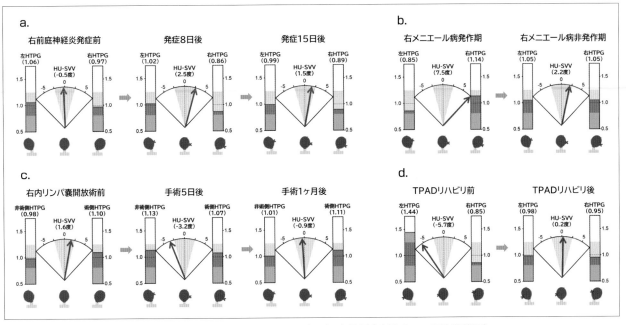

図 3. HT-SVV(HU-SVV，HTPG)の経時的測定例（グレーが基準範囲）

a：右前庭神経炎患者例．発症 8 日後に HU-SVV は患側へ偏倚し，HTPG は患側が過小となったが，発症 15 日後にはいずれも正常に近づいた

b：右メニエール病患者例．発作期に HU-SVV は患側へ偏倚したが，非発作期には正常に近づいた

c：右内リンパ囊開放術患者 15 人の平均．手術 5 日後に HU-SVV は非術側へ偏倚したが，手術 1 か月後には正常に近づいた

d：左末梢前庭障害患例．TPAD リハビリテーション前には HU-SVV は患側へ偏倚し，HTPG は患側が過小であったが，15 分間のリハビリテーション後はいずれも正常に近づいた

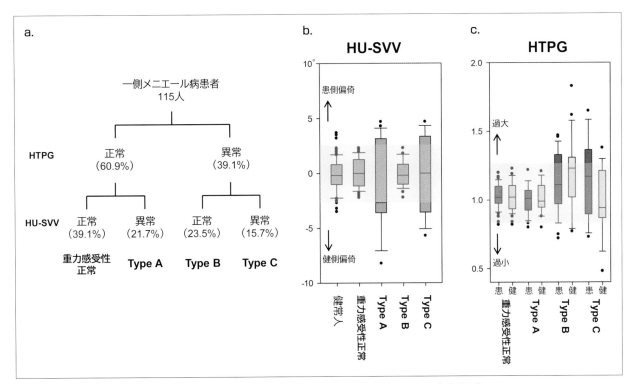

図 4. 一側メニエール病の HU-SVV と HTPG（グレーが基準範囲）

a：難治性一側メニエール病患者の非発作期における HU-SVV と HTPG の正常／異常の組み合わせから 4 つのタイプ（重力感受性正常，Type A，Type B，Type C）に分類した．

b：HU-SVV の異常（Type A＋Type C）における偏倚方向は，患側，健側のどちらにも認められた

c：HTPG の異常（Type B＋Type C）は，両側あるいは患側の過大が多かった

（文献 16 より改変して引用）

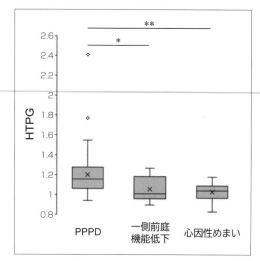

図 5. PPPD の HTPG
PPPD 患者(n＝61)の HTPG は，一側前庭機
能低下患者(n＝10)(P＝0.042)や心因性め
まい患者(n＝11)(P＝0.009)と比較して有
意に過大であった
(文献 25 より改変して引用)

3．良性発作性頭位めまい症(benign paroxysmal positional vertigo：BPPV)

BPPV にはいくつかのタイプがある．Shigeno[24]は，発症 48 時間以内の HU-SVV は，ライトクプラでは患側に偏倚し，外側半規管型 BPPV(クプラ結石症)では健側に偏倚することを報告している．卵形嚢斑における耳石脱落部位の違いによるものと推察される．いずれも偏倚の程度は小さく(ほとんどが 2°以内)，時間経過とともに正常化する．

4．持続性知覚性姿勢誘発めまい(persistent postural perceptual dizziness：PPPD)

これまで PPPD は既存のめまい・平衡機能検査で特徴的な異常は認めないとされてきた．しかし，Yagi ら[25]は，PPPD 患者の HTPG は，一側前庭機能低下患者や心因性めまい患者と比較して有意に過大であったと報告している(図 5)．PPPDと中枢代償過剰の関係が興味深い．

5．手術の影響

前庭神経切断術では術側が耳石器機能低下となるため，HU-SVV は術側へ偏倚し，HTPG は患側が過小となるが，中枢代償がはたらけば正常化に向かう．一方，鼓室形成術，人工内耳埋め込み術，

内リンパ開放術などでは手術侵襲により術側の耳石器が興奮状態となるため，HU-SVV は術後一過性に非術側へ偏倚する[26](図 3-c)．

6．傾斜感覚適正化装置(tilt perception adjustment device：TPAD)の効果

重力感受性障害の治療に頭部傾斜情報を振動刺激に変換し口角部位に伝える TPAD が用いられている[27]．図 3-d は 15 分間の TPAD リハビリテーションにより左末梢前庭障害の患者の HU-SVVや HTPG が正常化した即時効果例である．

7．中枢性障害

中枢性障害に関しては，障害部位により HU-SVV の偏倚方向や程度が異なる[11]．前庭神経核を含む下部脳幹では患側，それよりも上部の脳幹では健側に偏倚する．視床，小脳，大脳皮質では患側，健側どちらにも偏倚するが，脳幹に比べて偏倚の程度は小さい．一般に，空間識の処理に関しては大脳皮質の右半球が優位であり，右半球の病変のほうが HU-SVV の誤差が大きく長く続く傾向が認められる[28]．

おわりに

SVV は古くて新しいめまい・平衡機能検査である．簡便かつ非侵襲的に，耳石器機能のみならず中枢代償の状態も定量的に評価できる．難治性メニエール病や PPPD では HTPG 過大が特徴的であり，中枢代償過剰がその病態であることが明らかになってきた．今後 HU-SVV と HTPG を評価する HT-SVV が普及することにより，新たな診断法，治療法の確立が期待できる．

参考文献
1) 和田佳郎：自覚的視性垂直位(SVV)検査．武田憲昭(編)：271-274，めまい診療ハンドブック—最新の検査・鑑別診断と治療．中山書店，2022．
2) Aubert H：Eine scheinbare bedeutende drehung von objecten bei neigung des kopfes nach rechts oder links. Arch Für Pathol Anat Und Physiol Und Für Klin Med, **20**：381-393, 1861.

3) Müller G：Uber das aubertsche phanomenon. Zeitschrift Für Psychol Und Physiol Der Sinnesorgane, **49**：109-246, 1916.

4) 國広幸伸：自覚的視性垂直位（SVV）．Equilibrium Res, **63**：533-548, 2004.

5) 小川恭生：自覚的視性垂直位．Equilibrium Res, **79**：211-217, 2020.

6) Kheradmand A, Winnick A：Perception of Upright：Multisensory Convergence and the Role of Temporo-Parietal Cortex. Front Neurol, **8**：552, 2017.

7) Bisdorff AR, Wolsley CJ, Anastasopoulos D, et al：The perception of body verticality（subjective postural vertical）in peripheral and central vestibular disorders. Brain, **119**：1523-1534, 1996.

8) 和田佳郎，山中敏彰，北原 糺ほか：頭部傾斜時の重力感受性を評価する臨床検査法の開発．日耳鼻会報, **119**：1201-1209, 2016.

9) Wada Y, Yamanaka T, Kitahara T, et al：Effect of head roll-tilt on the subjective visual vertical in healthy participants：Towards better clinical measurement of gravity perception. Laryngoscope Investig Otolaryngol, **5**：941-949, 2020.

10) Kheradmand A, Winnick A：Perception of Upright：Multisensory convergence and the role of temporo-parietal cortex. Front Neurol, **8**：552, 2017.

11) Dieterich M, Brandt T：Perception of verticality and vestibular disorders of balance and falls. Front Neurol, **10**：172, 2019.
   Summary 末梢前庭から脳幹，視床を経て大脳皮質に至る重力感受経路とSVV偏倚の関係を臨床例やモデルを交えて解説している．

12) Fernandez C, Goldberg JM, Abend WK：Response to static tilts of peripheral neurons innervating otolith organs of the squirrel monkey. J Neurophysiol, **35**：978-987, 1972.

13) Schor RH, Miller AD, Tomko DL：Response to head tilt in cat central vestibular neurons. I. Direction of maximum sensitivity. J Neurophysiol, **51**：136-146, 1984.

14) Pavlou M, Wijnberg N, Faldon ME, et al：Effect of semicircular canal stimulation on the perception of the visual vertical. J Neurophysiol, **90**：622-630, 2003.

15) Lopez C, Blanke O：The thalamocortical vestibular system in animals and humans. Brain Res Rev, **67**：119-146, 2011.

16) Wada Y, Shiozaki T, Yamanaka T, et al：Gravity perception disturbance in patients with unilateral Meniere disease. Laryngoscope Investig Otolaryngol, **8**：212-219, 2023.
   Summary 一側性メニエール病患者115人の重力感受性を調べたところ，60.9%に異常が認められ，罹患期間が長くなるほど中枢代償過剰を示す患者の割合が多くなった．

17) Sakagami M, Wada Y, Shiozaki T：Results of subjective visual vertical tests in patients with vertigo/dizziness. Auris Nasus Larynx, **49**：342-346, 2022.

18) Lin KY, Young YH：Correlation between subjective visual horizontal test and ocular vestibular-evoked myogenic potential test. Acta Otolaryngol, **131**：149-155, 2011.

19) Mueller AL, Liebmann LB, Petrak MR, et al：Evaluation of the utricular function with the virtual-subject visual vertical system：comparison with ocular vestibular-evoked myogenic potentials. Acta Otolaryngol, **140**：366-372, 2020.

20) Tarnutzer AA, Bockisch CJ, Straumann D：Head roll dependent variability of subjective visual vertical and ocular counterroll. Exp Brain Res, **195**：621-626, 2009.

21) Dieterich M, Brandt T：Wallenberg's syndrome：lateropulsion, cyclorotation, and subjective visual vertical in thirty-six patients. Ann Neurol, **31**：399-408, 1992.

22) Ogawa Y, Otsuka K, Shimizu S, et al：Subjective visual vertical perception in patients with vestibular neuritis and sudden sensorineural hearing loss. J Vestib Res, **22**：205-211, 2012.

23) Kumagami H, Sainoo Y, Fujiyama D, et al：Subjective visual vertical in acute attacks of Ménière's disease. Otol Neurotol, **30**：206-209, 2009.

24) Shigeno K：Subjective visual vertical deviation in patients with early-onset direction-changing horizontal positional nystagmus. Auris Nasus Larynx, **50**：48-56, 2023.
   Summary 水平半規管が関与するBPPV患者のHU-SVVの偏倚方向はBPPVタイプにより異なり，卵形嚢斑における耳石脱落部位の違い

によるものと考えられた.

25) Yagi C, Morita Y, Kitazawa M, et al：Head roll-tilt subjective visual vertical test in the diagnosis of persistent postural-perceptual dizziness. Otol Neurotol, **42**：e1618-e1624, 2021.
　Summary　PPPD 患者の HTPG は他のめまい疾患患者よりも有意に大きくなり，PPPD の特異マーカーとなり得ることを示した.

26) Shiozaki T, Wada Y, Ito T, et al：Changes in the Results of the Subjective Visual Vertical Test After Endolymphatic Sac Drainage for Intractable Meniere's Disease. J Int Adv Otol, **17**：121-126, 2021.

27) 佐藤　豪：両側性前庭障害に対する TPAD による感覚代行を用いた平衡訓練. Equilibrium Res, **80**：210-215, 2021.

28) Baier B, Suchan J, Karnath HO, et al：Neural correlates of disturbed perception of verticality. Neurology, **78**：728-735, 2012.

大好評!!

Monthly Book
エントーニ
ENTONI No. 244

2020年4月増刊号

耳鼻咽喉科の
問診のポイント
—どこまで診断に近づけるか—

■ 編集企画　羽藤直人（愛媛大学教授）
MB ENTONI No. 244（2020 年 4 月増刊号）
152 頁，定価 5,940 円（本体 5,400 円+税）

外来診療にて効率的に正確に診断できるような問診のポイント，また問診の大切さを再認識すべき代表的な 18 疾患について経験豊富なスペシャリストにより問診術を伝授！

☆ CONTENTS ☆

全日本病院出版会　〒113-0033 東京都文京区本郷 3-16-4　Tel:03-5689-5989
www.zenniti.com　Fax:03-5689-8030

MB ENT, 288：56-64, 2023

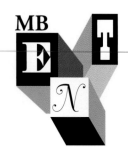

◆特集・めまい検査を活用しよう─適応と評価─

内リンパ水腫推定検査

將積日出夫*

Abstract　メニエール病は10分以上持続する回転性めまいを反復し，めまいに難聴，耳鳴，耳閉感などの聴覚症状を随伴する内耳性めまい疾患である．メニエール病のめまい発作と聴覚症状の関連には多様性があり，温度刺激検査による半規管麻痺と難聴の乖離がみられる症例も少なくない．その理由として，メニエール病の病態である内リンパ水腫局在の不均一性が関与していると報告されている．そのため，蝸牛，半規管，耳石器の内リンパ水腫を個別に調べる必要がある．内リンパ水腫推定検査のうち，蝸牛の内リンパ水腫推定検査であるグリセロールテストと蝸電図，前庭の内リンパ水腫推定検査であるフロセミドテスト，フロセミド負荷下の回転検査（フロセミドVORテスト）とグリセロール負荷下の前庭誘発筋電位（グリセロールVEMPテスト）について検査方法と臨床的意義について概説する．

Key words　メニエール病（Ménière's disease），内リンパ水腫（endolymphatic hydrops），グリセロールテスト（glycerol test），蝸電図（electrocochleography），フロセミドテスト（furosemide test）

はじめに

　メニエール病は10分以上持続する回転性めまいを反復し，めまいに難聴，耳鳴，耳閉感などの聴覚症状を随伴する内耳性めまい疾患であり，その病態は内リンパ水腫である．メニエール病のめまい発作と聴覚症状の関連には多様性があり，温度刺激検査による半規管麻痺と難聴の乖離がみられる症例も少なくない．その理由として，内リンパ水腫局在の不均一性が関与していると報告されており，そのため蝸牛，半規管，耳石器の内リンパ水腫を個別に調べる必要がある．本稿では，内リンパ水腫推定検査のうち，蝸牛の内リンパ水腫推定検査であるグリセロールテストと蝸電図，前庭の内リンパ水腫推定検査であるフロセミドテスト，フロセミド負荷下の回転検査（フロセミドVORテスト）とグリセロール負荷下の前庭誘発筋電位（グリセロールVEMPテスト）について検査方法の実際，臨床的意義について概説する．

グリセロールテスト

　グリセロールは低分子アルコールの一種であり，分子量は92で，内耳内リンパ水腫に対しては高浸透圧脱水作用によりこれを軽減させる．グリセロールテストでは，純音聴力検査における聴力の改善により蝸牛内リンパ水腫の軽減を評価する．一方，グリセロールはアルコール性眼振を誘発する可能性があるため，眼振による前庭機能の評価（たとえば温度刺激検査）には適していない．グリセロールの投与方法には，経口投与法[1)2)4)]と点滴投与法[3)4)]があり，Klockhoff & Lindblom の原法では，1.5 g/kg のグリセロールを内服させている[1)]．本邦では緑内障の急性発作に対する内服眼科用剤であるアミラック（参天製薬）が経口投与法に対して用いられてきたが，2003年に販売中止され他の製薬会社への移管も行われなかった．そのため，経口投与法を実施する場合には院内製剤をする必要がある．なお，グリセロールは飲みにく

＊ Shojaku Hideo，〒930-0194 富山県富山市杉谷2630　富山大学医学部医療機器イノベーション共同研究講座，客員教授

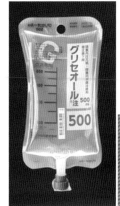
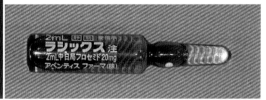

a|b

図 1.
使用薬剤
　a：静注用グリセロール
　　（グリセオール注）
　b：フロセミド（ラシックス注）
（文献4より一部改変）

く，頭痛がほぼ全例に発生するため，投与量を減ずる工夫が行われている．1.3 g/kg のグリセロールに減量した場合には，頭痛は 31%，悪心は 10% にまで低下する[2)4)]．

　グリセロールの点滴投与法では，10% グリセロールの注射薬であるグリセオール注が用いられる[3)]．グリセオール注は中外製薬で開発・製造・販売が行われていたが，2017 年に太陽ファルマへ製造・販売が譲渡されて現在に至っている（図1-a）．なお，グリセオール注 500 mL を 2 時間かけて点滴した場合に頭痛は 2%，悪心は 1% 未満であり，点滴投与法では経口投与法に比べて副作用の発現率が低い．そのため，富山大学耳鼻咽喉科ではグリセオール注の点滴投与法によるグリセロールテストを行っている．以後，グリセロールテストと呼んだ場合は点滴投与法を示す．

　グリセロールテストでは，純音聴力検査後にグリセオール注の点滴を開始し，2 時間かけて 500 mL を投与する．この間，純音聴力検査を点滴開始 1 時間後と 2 時間後に繰り返し行う．点滴前に比べて 2 つ以上の周波数で 10 dB 以上の聴力改善が認められた場合に，グリセロールテスト陽性と判定している（図2）[3)4)]．検査前の注意点としては，① グリセロールテストの前日夕より経口利尿薬（イソバイド）の投与は中止，② 検査 6 時間前より摂食・飲水は禁止する．問診などから内リンパ水腫の存在が疑われても，聴力変動により検査時に聴力が改善している場合には，グリセロールテストは陰性となることが多いため，聴力が悪化した時期に再検査を行う必要がある．また，聴力が正

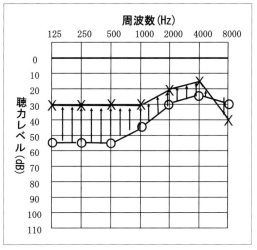

図 2．右メニエール病確実例のグリセロールテスト結果
5 周波数で 10 dB 以上の改善がみられ，グリセロールテスト陽性と判定

常に戻っている場合や聾症例では，グリセロールテストは陰性であり，診断の役に立たないことが多い．このような陰性例に対して聴力検査のかわりに前庭誘発筋電位（VEMP）を用いるグリセロール VEMP テスト[5)6)]が有用である．

蝸電図（electrocochleography：ECochG）

　音により蝸牛や蝸牛神経には，蝸牛マイクロフォン電位（cochlear microphonics：CM），加重電位（summating potential：SP），聴神経複合活動電位（compound action potential：AP）という 3 種類の反応電位が発生する[7)8)]．これらの電位を関電極と不関電極の間にできる反応電位の電位差として増幅して記録したものが蝸電図である．CM は

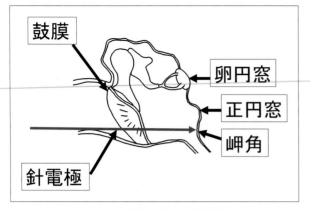

図 3. 蝸電図の鼓室内誘導法
鼓膜を貫通して針電極の先端は岬角に接触させる

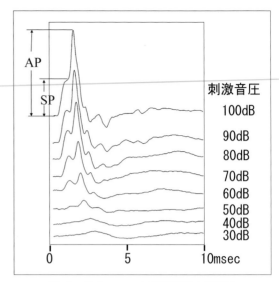

図 4. 右メニエール病確実例の蝸電図
SP/AP＝43.0％で異常-SP が認められた
（文献 11 より引用）

刺激音と同じ波形の交流電位として蝸牛内に発生する反応電位であり，外有毛細胞が発生源である[7]．CM は複合波形から AP や SP を消去して取り出される．SP は蝸牛内の刺激音の刺激時間と一致して続く直流電位で，発生源は不明である[9]．AP の発生源は蝸牛神経線維[8]の複合電位から CM を消去して AP と SP の複合波形を取り出す．

鼓室外記録法では，鼓膜麻酔液を浸した小綿球にて外耳道深部を麻酔後，関電極（銀ボール電極）を鼓膜輪近くの外耳道下壁に当てる．鼓室内記録法では，鼓膜麻酔薬にて鼓膜表面を麻酔後に関電極である針電極の先端を鼓室岬角に当てる[10]（図3）．不関電極は耳朶もしくは乳様突起，接地電極は前額部もしくは対側耳朶に設置する．電極間抵抗は鼓室外記録法では 2～6 KΩ，鼓室内記録法では 3 KΩ 以下にする．刺激音としてはクリック音および短音が用いられ，加算回数は 50～400 回とする．

SP は通常陽性の電位であるが，メニエール病などの内リンパ水腫疾患では陰性化し，かつ高振幅化することが dominant-SP（異常-SP）として知られており，SP と AP の比率（SP/AP）を計算することにより内リンパ水腫を推定することができる．SP/AP＞0.36～0.40 を超えた場合に異常と判定される[8]．SP は AP よりも前の反応，つまり knee または shoulder といわれる部分と基線との間の振幅を計測する[7]．右メニエール病確実例の検査結果を図 4 に示した．AP 振幅は 35.1 μV，SP 振幅は 15.1 μV であり，SP/AP＝43.0％で異常-SP が認められた[11]．聴力と異常-SP の関係は，聴力悪化例に異常-SP が高率に検出される[2][10]．グリセロールテスト陽性と異常-SP は必ずしも一致せず，両者の基盤をなす病態は同一ではないと考えられている[2][10]．

フロセミドテスト

フロセミドはアントラニル酸誘導体のループ系利尿薬である．蝸牛血管条の Na^+-K^+ ATPase の阻害による内耳への直接的作用または利尿に続く全身性脱水が関与する間接的作用により内耳内リンパ水腫が軽減する．フロセミドの大量投与は内耳毒性があると報告されているが，本検査に用いるフロセミドの投与量は，ラシックス注 20 mg（サノフィ）の 1 アンプル 2 mL（＝フロセミド 20 mg）（図 1-b）であり，聴覚への影響（耳鳴，耳閉塞感，聴力の変化）は全くみられない．さらに，頭痛，悪心はなく，副作用なしで安全に検査を行うことが可能である．

フロセミドテストは，フロセミドの静注により生じる内耳外側半規管の内リンパ水腫の軽減を温度刺激検査により評価する[2][4][12]．温度刺激検査中の眼球運動の記録には眼振電図（ENG）が用いられる．左右の外眼角外方 15～20 mm（双眼水平誘導）と額中央（アース）に ENG 用皿電極を貼付し，

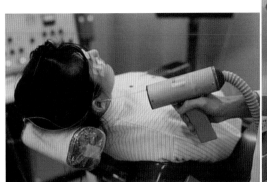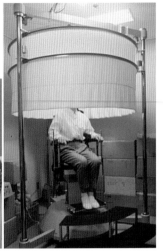

図 5.
検査風景
　a：カロリックテスト
　（Air Caloric Test）
　b：回転検査
（文献 4 より引用）

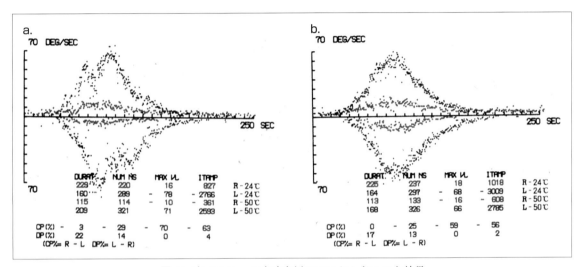

図 6．右メニエール病確実例のフロセミドテスト結果

a：フロセミド静注前
b：フロセミド静注 60 分後
赤点は右耳刺激時，青点は左耳刺激時，上方は右向き，下方は左向きの緩徐相速度をそれぞれ示す．Durat は眼振持続時間，Num Ns は眼振数，Max Vl は最大緩徐相速度の分析結果．右耳では，最大緩徐相速度が冷刺激では 13％，温刺激では 60％といずれも 10％以上改善しており，陽性と判定された
（文献 4 より引用）

皮膚抵抗は 20 kΩ 以下とする．記録条件は，暗所開眼，明所閉眼のいずれでも可能である．意識レベルは著しく眼振の誘発に影響を及ぼすため，患者には検査中，暗算負荷（例：100 から逆に 1 ずつを引いた数字を暗唱させる）を行わせる．検査時，被検者を仰臥位とし上半身を 30° の勾配をもつ斜面台に乗せるか，あるいは軽く枕を当てることで外側半規管が垂直に位置するよう（後屈 60°）指示する（図 5-a）．
　フロセミドテストの原法では，冷水（30℃）より

も眼振がでやすい温水（44℃）の使用による 50 mL，20 秒間注水法が用いられている[10]が，温風（50℃，6 L，60 秒間通風）でも検査は可能である[4][13]（図 5-a）．フロセミド 20 mg を静注の前後に両耳を別々に検査する．原法では，静注前に比べ静注 40 分後（再検査時）の温度眼振反応の緩徐相速度が 9.4％以上改善した場合，陽性と判定している[10]．富山大学耳鼻咽喉科では，冷風および温風を用い，緩徐相速度が 10％以上改善した場合，陽性と判定している[4][13][14]（図 6）．フロセミドテス

トでは，両耳を別々に検査することが可能であるため，内リンパ水腫が存在する患側耳の推定が可能であり，両側例の診断に使用可能な点が長所である．しかしながら，刺激の反復により悪心，嘔吐が生じるため検査途中でやむなく中断しなければならない例がある点が短所である．

フロセミド VOR テスト

　振子様回転検査を用いたフロセミド VOR テストは，これまで 2 種類の方法が報告されている[4)13)〜15)]．富山大学耳鼻咽喉科では，回転の中心に被検者が座った状態（中心性回転検査[8)]）のみで検査を実施して，検査時間をより短縮している（図5-b）．刺激条件は，周波数 0.1 Hz，振幅120°，最大回転速度 75.4°/秒である．1 回の検査で振子様回転刺激を 4〜5 周期（検査時間は 1 分程度）行う．回転検査では回転軸に対して前屈30° として回転平面と外側半規管の存在する平面を一致させる姿勢を保持させる．フロセミド静注の直前，30 分後，60 分後，90 分後に同様の回転検査を行い，誘発される回転中眼振への影響を検討する（図7）．回転中眼振の評価には利得が用いられる．利得は次の公式により計算される．利得＝左右各方向回転時に誘発される眼振最大緩徐相速度÷最大回転速度．フロセミド VOR テストの場合，利得の左右差から算出される VOR-DP％を分析のパラメータとして用いる．VOR-DP％は次の公式により計算される．

　VOR-DP％＝（右向きの利得 − 左向きの利得）÷（右向きの利得 ＋ 左向きの利得）×100.

　フロセミド静注前後の VOR-DP％を比較する．その最大変動幅が 10％以上の場合に陽性と判定し，外側半規管の内リンパ水腫の存在が推定される（図8）．フロセミド VOR テストでは，温度刺激検査を用いるフロセミドテストと比べて，悪心，嘔吐を起こすことなく，1 回の検査時間が短く患者の負担が少ない点が長所である．しかしながら，回転刺激では両側外側半規管が刺激されるため，1 側の外側半規管機能を個別に評価すること

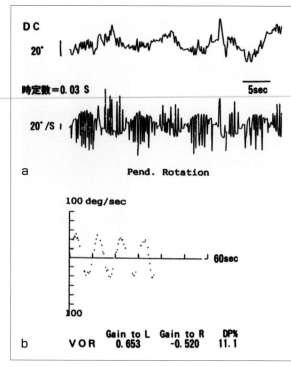

図 7. VOR 検査結果
a：回転中眼振の ENG 記録．上段：原波形．下段：微分波形
b：回転中眼振の緩徐相速度解析結果．上方は右向き，下方は左向きの緩徐相速度をそれぞれ示す．左右各方向回転時に誘発される回転中眼振最大緩徐相速度を最大回転速度で除した VOR の利得がそれぞれ算出される．VOR-DP％は（右向き利得 − 左向き利得）/（右向き利得 ＋ 左向き利得）×100 で計算した（文献 4 より引用）

ができない．また，両側例では陽性率が低い．一側性メニエール病 15 例に対してフロセミド VOR テストとフロセミドテストを同時に行った場合，フロセミド VOR テストの陽性は 9 例（60％），フロセミドテストの陽性は 8 例（53％）で，両検査とも陽性は 6 例，陰性は 4 例で両検査の一致率は 15 例中 10 例（67％）であった[14)]．一側性メニエール病 61 例でフロセミド VOR テスト陽性例と陰性例を比較すると，陽性例では最終めまい発作から 4 週間未満に検査を施行した割合や検査前 3 か月間の月平均めまい発作頻度が 1 回以上の割合が陰性例より有意に高く，めまい発作との関連性があることが示された[14)]．疾患別のフロセミド VOR テストの陽性率では，一側性メニエール病，遅発性難リンパ水腫，内耳梅毒で 50〜70％と過半数を超

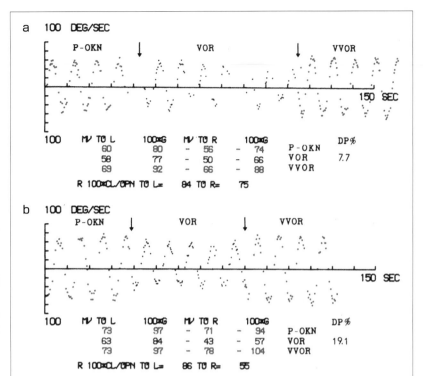

図 8.
右メニエール病確実例のフロセミド VOR テスト結果
　a：フロセミド静注前
　b：フロセミド静注60分後
静注前の VOR-DP％は7.7％，静注後の VOR-DP％は19.1％であり，VOR-DP％ の差は11.4％であり，陽性と判定
（文献 4 より引用）

表 1. 疾患別フロセミド VOR テストの陽性率

疾患	陽性率
一側性メニエール病確実例	32/61(52%)
遅発性内リンパ水腫	11/21(52%)
内耳梅毒	7/10(70%)
末梢性前庭機能異常	3/15(20%)
突発性難聴(めまいあり)	2/7
良性発作性頭位性めまい症	0/2
慢性中耳炎	0/3
耳性めまい	1/3
突発性難聴(めまいなし)	0/2 (0%)
聴神経腫瘍	0/2 (0%)

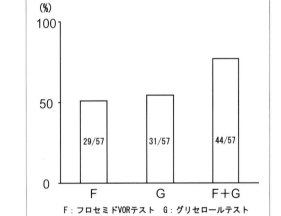

F：フロセミドVORテスト　G：グリセロールテスト

図 9. フロセミド VOR テストと蝸牛の内リンパ水腫推定検査の組み合わせ効果

え，その他の末梢性前庭障害に比べて高い[4)14)]（表1）．フロセミド VOR テストとグリセロールテストの両検査を比較すると，両者の間には全く関係がない．この原因としては，内リンパ水腫に対する蝸牛と前庭の受傷性の違いがある，内耳内リンパ水腫分布が必ずしも均一ではないことが考えられている．そのため，両検査を組み合わせることは内リンパ水腫推定率の向上のため有意義である（図9）．

グリセロール VEMP テスト

　VEMP は，強大クリック音や短音により胸鎖乳突筋(SCM)や眼窩下方で短潜時の誘発反応である[16)]．これらの反応は，前庭神経切断術後に消失，聾症例では観察されるため，前庭性の誘発筋電位であり，SCM で記録される VEMP は前庭誘発頸筋電位(cVEMP)，眼窩下方で記録される VEMP は前庭誘発眼筋電位(oVEMP)と命名されてい

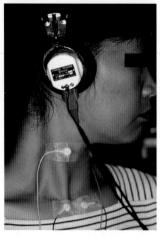

図 10. cVEMP 記録中の姿勢
座位で頸部を刺激側と反対方向に回旋する頸部
捻転位を維持させることで検査中の胸鎖乳突筋
(SCM)の筋緊張を上げる工夫をしている

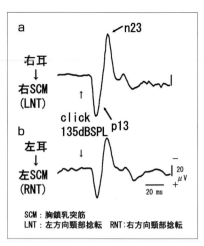

図 11. 健常人の cVEMP
105 dBHL のクリック音刺激開始点は垂直の
矢印で示した. a が右耳刺激で左頸部捻転時
の右 SCM 導出記録. b が左耳刺激で右頸部捻
転時の左 SCM 導出記録. cVEMP は刺激開始
から 30 msec 以内に陽性波に続いて陰性波が
記録され, 波頂潜時から p13, n23 と呼ばれる
(文献 15 より一部改変)

る[17)18]. 前者は球形嚢, 後者は卵形嚢が受容器で
あると考えられ, 前者がグリセロール VEMP テ
ストに用いられる[5)6].

VEMP 記録には, ABR(聴性脳幹反応)と同様
に音刺激可能な誘発電位記録装置を使用す
る[16)18]. ヘッドホンを装着し, 片側耳に強大音刺
激を行い, 対側耳には通常刺激音よりマスキング
として−30 dB 程度の白色ノイズを与える. 音刺
激にはクリック音(持続時間：100〜200 μsec)も
しくは短音(持続時間：数 msec)を用いる. 刺激
音圧と頻度は, 其々 90〜105 dBnHL 程度と 3〜5
Hz を用い, 解析時間は 100 msec で 100〜200 回
加算する. 関電極, 不関電極は SCM 吻尾側 1/2,
胸骨頭の起始部上に置き, 接地電極は前額部に貼
付する. 帯域フィルタは 5 Hz〜1.5 KHz 付近に設
定する. 電気生理学的に, cVEMP の振幅と検査
時の筋緊張との間には強い正の相関関係がある.
そこで富山大学耳鼻咽喉科では, 座位で頸部を刺
激側と反対方向に回旋する頸部捻転位を維持させ
るよう指示することで検査中は SCM の緊張を維
持させている(図10). 被検者はすべての検査で筋
収縮の程度を全く同等に維持することは困難であ
る. そこで筋収縮の程度の補正のためにバックグ

ラウンド筋電図の整流波形を用いて検査中の筋収
縮の程度を評価した補正振幅値が用いられる. 補
正振幅値は次の公式で求められる.

補正振幅値 ＝(検査で計測された p13-n23 波頂
振幅値)/(平均整流波形筋電図値).

平均整流波形筋電図値は刺激開始前 20 msec の
整流波形の背景積分図値を用いることで計算され
る. 健常被検者の cVEMP は, 刺激開始から 30
msec 以内に陽性波, 陰性波の順で 2 相性の波形
が発生し, 誘発波形の潜時から陽性波および陰性
波は p13 および n23 と呼ばれる(図 11). cVEMP
では p13-n23 波頂間振幅, p13 および n23 の波頂
潜時が判定に用いられる.

グリセロール VEMP テストでは, グリセロー
ルテストと同様にグリセオール注 500 mL を 2 時
間かけて点滴し, 点滴開始前, 開始 1 時間後, 開
始 2 時間後に cVEMP 検査を反復する[5)6].

富山大学耳鼻咽喉科では, グリセロール負荷前
後の p13-n23 波頂間補正振幅値の比が 1.56 を超
えた場合にグリセロール VEMP テスト陽性と判
定している(図 12)[6]. 疾患別のグリセロール
VEMP テストの陽性率では, 一側性メニエール
病, 遅発性難リンパ水腫で 50〜70％と過半数を超

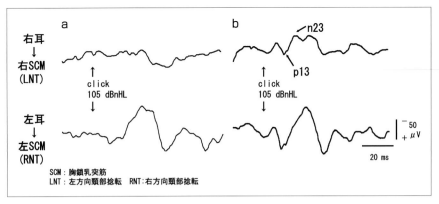

図 12.
右メニエール病確実例のグリセ
ロール VEMP テスト結果
　a：グリセロール点滴開始前の
　　cVEMP 記録
　b：グリセロール点滴開始 1 時
　　間後の cVEMP 記録
右耳刺激時の cVEMP（上段）では，
点滴前にはなかった p13, n23 が点
滴後に出現したため，陽性と判定
（文献 6 より引用）

SCM：胸鎖乳突筋
LNT：左方向頸部捻転　RNT：右方向頸部捻転

表 2. 疾患別グリセロール VEMP
テストの陽性率

疾患	陽性率
一側性メニエール病確実例	16/28（57%）
遅発性内リンパ水腫	5/8（63%）
末梢性前庭機能異常	7/25（28%）
メニエール病疑い	3/11
突発性難聴	2/7
耳性めまい	1/3
その他	1/4

え，その他の末梢性前庭障害に比べて高い[6]（表
2）．また，グリセロール VEMP テストは，フロセ
ミド VOR テストと同様に，他の内リンパ水腫推
定検査結果と組み合わせることで一側性メニエー
ル病での陽性率が向上する[6]．

参考文献

1) Klockhoff I, Lindblom U：Endolymphatic
　hydrops revealed by glycerol test. Preliminary
　report. Acta Otolaryngol, **61**：459-462, 1966.
2) 北原正章：メニエール病の基礎と臨床．第 82 回
　日本耳鼻咽喉科学会総会宿題報告別冊：22-25,
　1981.
3) 水越鉄理，渡辺行雄，大橋直樹ほか：メニエー
　ル病に対するグリセロール静注試験について．
　耳鼻臨床，**74**：2278-2284, 1982.
　Summary　グリセオール注を用いたメニエー
　ル病に対するグリセロール試験について報告し
　た．
4) 將積日出夫：グリセロールテストとフロセミド
　テスト．武田憲昭（編）：122-126, 耳鼻咽喉科診
　療プラクティス 6　EBM に基づくめまいの診
　断と治療．文光堂, 2001.
5) Murofushi T, Matsuzaki M, Takegoshi H：
　Glycerol affects vestibular evoked myogenic

potentials in Meniere's disease. Auris Nasus
Larynx, **28**：205-208, 2001.
6) Shojaku H, Takemori S, Kobayashi K, et al：
　Clinical usefulness of glycerol vestibular
　evoked myogenic potentials：Preliminary
　report. Acta Otolaryngol Suppl, **545**：65-68,
　2001.
　Summary　グリセオール注を用いた内リンパ
　水腫疾患に対するグリセロール VEMP テスト
　の有用性を報告した．
7) Eggermont JJ：Cochlea and auditory nerve.
　Handb Clin Neurol, **160**：437-449, 2019.
8) 棚橋汀路：蝸電図法．メジカルビュー社, 1989.
9) Pappa AK, Hutson KA, Scott W, et al：Hair cell
　and neural contributions to the cochlear sum-
　mating potential. J Neurophysiol, **121**：2163-
　2180, 2019.
10) 麻生　伸：メニエール病に対する臨床蝸電図の
　研究．日耳鼻会報，**93**：1093-1105, 1990.
　Summary　内リンパ水腫疾患に対する鼓室内
　誘導法による蝸電図の有用性を報告した．
11) 將積日出夫：蝸電図．結果の読み方がよくわか
　る！耳鼻咽喉科検査ガイド．耳喉頭頸，**94** 増刊
　号：42-43, 2022.
12) 二木　隆：グリセロール試験, フロセミド試験.
　松永　亨（編）：71-79, 耳鼻咽喉科・頭頸部外科
　MOOK　No. 7　メニエール病とその周辺疾患.
　金原出版, 1989.
13) 伊東宗治，將積日出夫，小林英人ほか：フロセ
　ミド VOR 検査の診断学的意義について．耳鼻
　臨床，補 **36**：78-81, 1989.
14) 伊東宗治：内リンパ水腫推定法としてのフロセ
　ミド VOR 検査の臨床的意義．日耳鼻会報，**96**：
　1112-1124, 1993.
　Summary　内リンパ水腫疾患に対する振子様
　回転刺激によるフロセミド VOR 検査の有用性
　を報告した．

15) 奥村新一：振子様回転刺激によるフロセミドテストの臨床的ならびに実験的研究. 日耳鼻会報, **83**：793-805, 1980.

16) 將積日出夫, 竹森節子, 渡辺行雄：前庭誘発筋電位. Equilibrium Res, **59**：186-192, 2000.
Summary 前庭誘発頸筋電位の検査方法, めまい診断における有用性を報告した総説である.

17) Curthoys IS：A critical review of the neurophysiological evidence underlying clinical vestibular testing using sound, vibration and galvanic stimuli. Clin Neurophysiol, **121**：131-144, 2010.

18) 將積日出夫：Ⅳ迷路刺激検査, 8前庭誘発筋電位（cVEMP, oVEMP）一般社団法人日本めまい平衡医学会（編）：64-65,「イラスト」めまいの検査 改訂第3版. 診断と治療社, 2018.

エキスパートから学ぶ
めまい診療

MB ENTONI **No. 249**（2020 年 9 月増大号）
編集企画／將積日出夫（富山大学教授）
定価 5,280 円（本体 4,800 円＋税）156 頁

日常診療でよくみられる症状の 1 つであるめまいの
急性期から慢性めまいの診療に必要な
検査、診断基準、治療法に関する最新の情報を、
めまいのエキスパートによりまとめられた
すぐに役立つ 1 冊!

CONTENTS

- 急性期めまいの対応
- 精密平衡機能検査
- 新しい平衡機能検査 ―vHIT と VEMP―
- メニエール病
- 遅発性内リンパ水腫
- 後半規管型 BPPV
- 外側半規管型 BPPV
- 前庭神経炎
- 両側前庭機能障害
- 外リンパ瘻
- めまいを伴う突発性難聴
- 前庭性片頭痛
- 上半規管裂隙症候群
- 脳脊髄液漏出症
- 持続性知覚性姿勢誘発めまい (PPPD)
- 起立性調節障害とめまい
- 聴神経腫瘍とめまい
- 小脳脳幹障害
  1. 脳血管障害
  2. 変性疾患など
- 慢性めまいへの対応

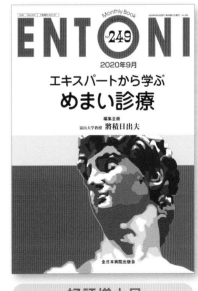

好評増大号

全日本病院出版会　〒113-0033 東京都文京区本郷 3-16-4　Tel：03-5689-5989
www.zenniti.com　Fax：03-5689-8030

MB ENT, 288：66-76, 2023

◆特集・めまい検査を活用しよう―適応と評価―

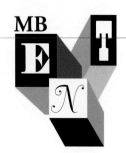

画像検査

八木千裕*1　堀井　新*2

Abstract　めまい疾患のうち，脳血管障害によるめまいやメニエール病，椎骨脳底動脈循環不全や中枢変性疾患は，診断において画像検査が必要あるいは有用である．脳血管障害を疑った場合，脳出血の除外には CT が，脳梗塞の除外には MRI が推奨されるが，発症早期や小さい病変では偽陰性になることも多く，病歴や神経所見を含め総合的に判断する．内耳造影 MRI は，内リンパ水腫の形態所見を生体で確認できる画期的な検査法であるが，内リンパ水腫だけではめまい症状は起こらない点を押さえておく．椎骨脳底動脈循環不全では，MRA や頸部エコーによる血流動態評価が有用である．長期持続性のめまい患者で，明所／暗所によらない平衡失調や，緩徐進行性の運動失調などを認める場合，中枢変性疾患によるめまいを鑑別に挙げ MRI を施行する．課題や刺激を用いず脳機能を評価する安静時機能的 MRI は，めまい疾患の病態解明に新たな視点を加える端緒となっている．

Key words　CT，MRI，MRA，内耳造影 MRI（contrast-enhanced MRI），安静時機能的 MRI（resting-state functional MRI）

はじめに

めまいはその発症様式から，前庭神経炎などの急性めまい，良性発作性頭位めまい症やメニエール病などの発作性めまい，症状が 3 か月以上持続する慢性めまいに分けられる．表 1 に，それぞれの発症様式において比較的頻度の高いめまい疾患をまとめた．このうち下線の疾患は，診断において画像検査が必要あるいは有用な疾患である．本稿では，めまいの日常診療において，耳鼻咽喉科医として必要な画像検査にかかわる基本的な知識を整理するとともに，安静時機能的MRIを用いて近年新たに報告されている，めまい疾患の脳機能的な側面について記述する．

脳血管障害によるめまいにおける CT/MRI

1．めまいにかかわる前庭系・小脳の解剖

めまい診療において押さえておくべき解剖学的なメルクマールを図 1 にまとめた．初歩的なことではあるが，画像診断の際にはまず軸位断における撮像レベル（中脳・橋・延髄）を確認し，それぞれのスライスで確認できる頭蓋内構造を把握しておくとよい．卑近なたとえではあるが，筆者は中脳レベルをネズミの顔が，橋上部レベルを大臼歯が，橋下部レベルをクラウチングスタートの姿勢が，延髄レベルを M 字型がみえるスライスと大雑把に識別している．前庭系の重要構造である前庭神経核が第 4 脳室の外側で橋から延髄にかけての高さで存在している点[1]や，前庭動眼反射を含めた眼球運動系に関与する片葉小節葉[2]が延髄レベ

*1　Yagi Chihiro，〒 951-8510　新潟県新潟市中央区旭町通 1-757　新潟大学大学院医歯学総合研究科耳鼻咽喉科・頭頸部外科
*2　Horii Arata，同，教授

表 1. 発症様式別の代表的なめまい疾患

発症様式	疾患名
急 性 (acute)	・前庭神経炎(VN) ・めまいを伴う突発性難聴
発作性 (episodic)	・脳血管障害 ……………………… CT/MRI ・良性発作性頭位めまい症(BPPV) ・メニエール病(MD) ……………… 内耳造影 MRI ・前庭性片頭痛(VM) ・前庭性発作症(VP) ・椎骨脳底動脈循環不全(VBI)……… MRA/頸部エコー ・パニック発作など心因性めまいの一部
慢 性 (chronic)	・持続性知覚性姿勢誘発めまい(PPPD) ・一側前庭機能障害の代償不全 ・加齢性前庭障害(PVP) ・両側前庭機能障害(BVP) ・中枢変性疾患 ……………………… MRI ・心因性めまいの一部

VN：vestibular neuritis, BPPV：benign paroxysmal positional vertigo, MD：Ménière's disease, VM：vestibular migraine, VP：vestibular paroxysmia, VBI：vertebrobasilar insufficiency, PPPD：persistent postural-perceptual dizziness, PVP：presbyvestibulopathy, BVP：bilateral vestibulopathy

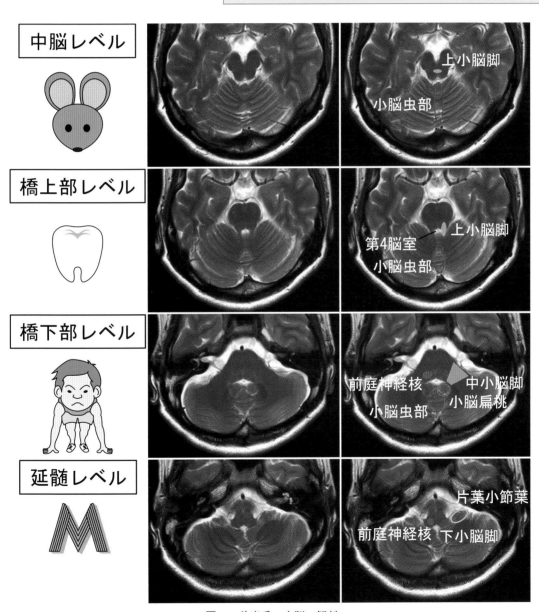

図 1. 前庭系・小脳の解剖

ルでみられる点は，押さえておきたいポイントで
ある．また小脳においては，姿勢反射に深く関与
する小脳虫部[2]が中脳〜延髄レベルで存在してい
るため，スライスを変えて追うことが可能である．

図2-aは，脳幹・小脳におけるおおよその血流
支配領域を示したものである[3]．障害された場合
にめまい症状を引き起こす可能性の高い脳血管と
して，上小脳動脈（superior cerebellar artery：
SCA），前下小脳動脈（anterior inferior cerebellar
artery：AICA），後下小脳動脈（posterior inferior
cerebellar artery：PICA）が挙げられる．大雑把
にまとめると，SCAが小脳の上1/3を，AICAが
中1/3を，PICAが下1/3をそれぞれ血流として
支配しており，加えてPICAは延髄の背外側を支
配していることも重要である．図2-b上図は，小
脳の動脈を左外側から眺めた模式図であり，SCA
とAICAが脳底動脈（basilar artery：BA）から，
PICAが左右の椎骨動脈（vertebral artery：VA）
から分岐していることがわかる．このため，失調
歩行やHorner徴候，顔面感覚障害などの神経症
状を呈するWallenberg症候群（延髄外側症候群）
は，VAの解離やPICAの梗塞により引き起こさ
れる[4]．図2-b下図は，血管の分岐を覚えやすく
するための漫画絵であり，参考にしていただけれ
ば幸いである．

2．モダリティの選択

脳血管障害によるめまいを疑った場合，単純
CTあるいはMRIが推奨されており，一般的には
各診療施設における利用可能性，日常診療での慣
れなどを考慮して，迅速に撮像できる画像診断を
選択すべきとされている[5]．脳出血が原因である
場合，短時間で病変を指摘することが可能なCT
は非常に有用な検査であるが，脳梗塞が原因であ
る場合，CTによる早期虚血性変化の判定は容易
ではなく，MRI主体の画像診断を行っている施設
が多いとされている[6]．本邦においては，脳卒中
全体に占める脳梗塞の割合は約70％と脳出血と
比べて頻度が高く[7]，特にめまい症状が主訴とな
るような脳梗塞の場合，小さい病変のためCTに

よる病変の描出はさらに困難であり，脳血管障害
によるめまいにおいてはMRIを先んじて施行す
ることも推奨されるものと考える．図3に，回転
性めまいを主訴として発症した小脳梗塞の1例に
おける，発症早期（24時間以内）のCT（図3-a）お
よびMRI所見（図3-b）を提示した．CT施行の数
時間後にMRIを施行しているが，CTでは指摘が
難しい新規脳梗塞が，MRIの拡散強調画像（diffu-
sion weighted imaging：DWI）において描出され
ている（図3-b，黄矢印）．

3．画像確認の手順

MRIでは，撮像法を変えることで複数種類の画
像を比較し評価することが可能であるが，脳梗塞
によるめまいを疑いMRIを施行した場合，まずは
図4に示す順で画像を確認することがすすめられ
る．DWIは，水分子の拡散運動を画像化したもの
であり，拡散が低下した領域が高信号として描出
される．急性期の脳梗塞では病変部の拡散が低下
するため，超急性期の脳梗塞の部位判定に有用で
ある[8]．FLAIR（fluid attenuated inversion recov-
ery）は，水を抑制したT2強調画像であり，脳室
周囲や白質の病変，陳旧性病変の描出などに優れ
ている．脳梗塞の発症超急性期では，DWIで描出
される梗塞域がFLAIR画像で明瞭でない
（＝DWI-FLAIR mismatchを認める）場合があ
り，これは発症4.5時間以内である可能性が高い
と考えられ[9]，組織プラスミノーゲン・アクチ
ベータ（recombinant tissue-type plasminogen
activator：rt-PA）静注療法の適応が検討され得
る所見である[10]．MRAは，侵襲なく血流の評価が
可能であり，めまい症状を主訴とする脳梗塞にお
いては特にVAの左右差に着目するとよい．図4
で提示した症例は，右椎骨動脈解離による延髄・
小脳梗塞の1例であり，MRAにおいて右VAの
描出が不良となっている（図4-青矢印）．

4．ピットフォール

ここまで脳血管障害によるめまいにおける画像
診断の有用性について述べてきたが，大前提とし
て，MRIを撮像すれば脳梗塞が必ず診断できるわ

中脳レベル

上小脳動脈(superior cerebellar artery; SCA)

橋上部レベル

椎骨-脳底動脈(vertebral-Basilar artery; VA-BA)

前下小脳動脈(Anterior inferior cerebellar artery; AICA)

橋下部レベル

後下小脳動脈(posterior inferior cerebellar artery; PICA)

延髄レベル

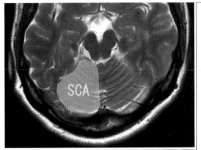
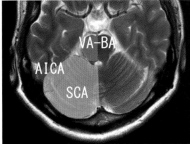
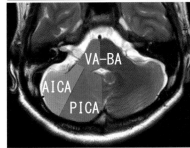
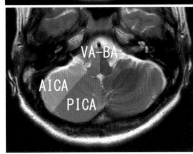
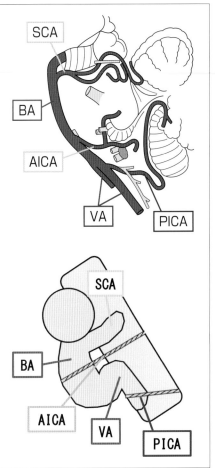

a｜b

図 2. 脳幹・小脳の支配血管
a：MRI における血流支配領域
b：動脈模式図

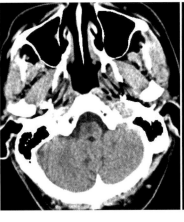
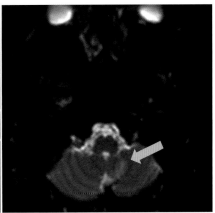

a｜b

図 3.
発症早期(24時間以内)における CT と MRI の比較
　a：単純 CTi
　b：MRI-拡散強調画像(diffusion weighted imaging：DWI)

1　DWI（diffusion weighted imaging）

黄矢印：新規脳梗塞巣

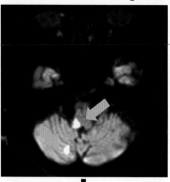

2　FLAIR（fluid attenuated inversion recovery）

黄矢印：新規脳梗塞巣

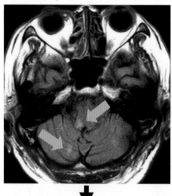

3　MRA（MR angiography）

青矢印：右椎骨動脈描出不良

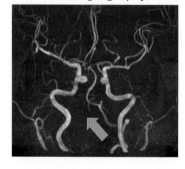

※　DWI異常（+）かつFLAIR 異常（−）（＝DWI−FLAIR mismatch）
　　⇒発症4.5時間以内の可能性

図 4.
MRI における画像確認
の手順

けではないため，あくまで病歴や眼振所見を含めた神経所見から脳血管障害によるめまいが疑われるかを判断することが肝要である．実際に，椎骨・脳底動脈およびその分枝血管が支配する後方循環系の梗塞では，発症早期は偽陰性が多いことが報告されており[11]，また小さい梗塞巣の場合も初回の撮像では偽陰性になり得るため，HINTS-plus といった神経所見評価のほうが脳梗塞の見落としが少ないという報告もある[12]．したがって，臨床的に脳血管障害を疑う場合には，たとえ画像検査が陰性であったとしても，経過観察目的の入院などを考慮し，脳梗塞に準じて対応する必要がある．

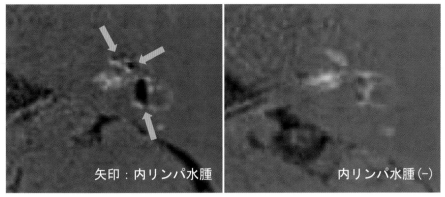

| a．メニエール病非定型例（前庭型） | b．前庭性片頭痛 |

図 5. 内耳造影 MRI によるメニエール病と前庭性片頭痛の鑑別

メニエール病（Ménière's disease：MD）における 内耳造影 MRI

1．内リンパ水腫の可視化

内耳造影 MRI は，これまで死後の病理組織学的所見からしか得られなかった内リンパ水腫の形態所見を，初めて生体において観察することを可能とした，日本発祥の画像検査法である．Nakashima ら[13]が，世界に先駆けて生きた人間の内リンパ水腫を造影 MRI で捉えた論文を発表して以降，その検査法は目覚ましく発展・普及していき，現在ではガドリニウム常用量を静脈内へ投与した 4 時間後の撮像にて，明瞭に内リンパ水腫を描出することが可能となっている．検査の原理としては，非内リンパ水腫疾患の内耳はほとんどが外リンパ腔であり，造影剤によって造影される一方で，内リンパ水腫疾患の内耳では造影剤が入らない内リンパ腔が拡大しているため，蝸牛および前庭における内リンパ水腫が造影欠損像として確認されるというものである[14]．

メニエール病の病態は内リンパ水腫であるとされ[15]，内耳造影 MRI によるメニエール病患者の患側耳の内リンパ水腫陽性率は約 80％程度であり[14]，グリセロールテストやフロセミド検査などの他の内リンパ水腫推定検査と比較して高い陽性率が報告されている．実際の臨床症例として，図 5 にメニエール病非定型例（前庭型）と前庭性片頭痛症例の内耳造影 MRI 所見を提示した．メニエール病患者では片頭痛の併存を認めることも多く，またメニエール病非定型例では明らかな難聴を伴

表 2. 内耳造影 MRI における内リンパ水腫の程度分類

	蝸　牛	前　庭 全前庭に対する 内リンパ断面積
水腫なし	ライスネル膜伸展なし	1/3 まで
水腫軽度	蝸牛管面積≦前庭階面積	1/2 まで
水腫高度	蝸牛管面積＞前庭階面積	1/2 を超える

わないため，一般的に難聴のないめまい発作とともに片頭痛症状を反復する前庭性片頭痛とは，臨床症状が酷似しているケースが度々見受けられる．しかしながら，内耳造影 MRI を施行することにより，メニエール病症例では内リンパ水腫が描出され（図 5-a，黄矢印），前庭性片頭痛症例では水腫を認めず（図 5-b），病態の異なる両疾患の鑑別を容易に行うことが可能である．

2．内耳造影 MRI における内リンパ水腫の判定

内リンパ水腫の有無の判定は，Nakashima ら[16]の判定基準が用いられることが多い．表 2 に，蝸牛・前庭それぞれにおける判定基準を示した．蝸牛水腫の判定には，蝸牛軸付近の水平断を使用し，ライスネル膜の伸展がない場合は「水腫なし」と，ライスネル膜に偏位があり，蝸牛管の拡張がみられるが，蝸牛管の断面積が前庭階外リンパの断面積を超えない場合は「軽度内リンパ水腫」と，蝸牛管断面積が前庭階外リンパの断面積を超えた場合は「高度内リンパ水腫」と判定する．また前庭水腫の判定は，前庭が最大面積となるスライスを中心に評価し，内リンパ断面積が全前庭の 1/3 までの場合は「水腫なし」と，全前庭の 1/3 より

大きく 1/2 以下である場合は「軽度内リンパ水腫」と，1/2 を超えた場合は「高度内リンパ水腫」と判定する．この判定基準によると，図 5-a のメニエール病非定型例（前庭型）では，蝸牛・前庭ともに「高度内リンパ水腫」と判断される．

3．内リンパ水腫と臨床症状との関連

内耳造影 MRI の普及に伴い，聴力・めまい症状や各種機能検査所見と，MRI 上の内リンパ水腫の程度に関して，関連性を示す報告が多数なされている[17)~21)]．これらの報告から，メニエール病の診断分類（unaffected, possible, probable, definite）が上がるにつれて高度内リンパ水腫がみられる割合が高いこと[17)]，聴力閾値と内リンパ水腫の有無あるいは程度には明らかな相関関係がみられることなどがわかってきた[17)~21)]．カロリックテストと内リンパ水腫との関連については，相関関係がみられなかったとする報告[19)21)]と，高度内リンパ水腫がみられる群においてより半規管麻痺の程度（CP％）が高く，相関がみられたとする報告[17)18)]があり，さらなる症例の蓄積が望まれている．

症状や検査所見と内リンパ水腫との関連が示唆される一方で，めまいのない難聴疾患や耳鳴症例に対して内耳造影 MRI を施行した場合にも，前庭に内リンパ水腫が存在する症例が見受けられ[22)]，内リンパ水腫だけではめまいは起こらないことが確認されている．以前より，非内リンパ水腫疾患の患者の内耳にも内リンパ水腫を認めることが報告されており[23)]，内リンパ水腫は多様な病理で形成される可能性が示唆されている．

椎骨脳底動脈循環不全（vertebrobasilar insufficiency：VBI）における MRA/頸部エコー

椎骨脳底動脈循環不全は，椎骨脳底動脈系の器質的あるいは機能的な異常により，同支配領域に血流障害さらには一過性の虚血が生じる病態を表す総称とされる[24)25)]．VBI の多くはめまいを初期症状とすることから，耳鼻咽喉科医が診療に携わる場合も少なくなく，特に発症因子となる高血圧，脂質異常，糖尿病を合併する高齢者に対して

は，常に VBI を念頭に置いて診療に携わる必要がある．めまい症状の特徴としては，多くは 60 分以内，そのほとんどが 15 分以内のめまい発作とされ[26)]，めまい発生の頻度は様々だが，週単位より高頻度で反復する場合が多い[27)]．症候論的には一過性脳虚血発作（transient ischemic attack：TIA）と合致するところが多いので，VBI の大部分を椎骨脳底動脈系の TIA とみなすことができるが，TIA の基準に該当しない場合でも，椎骨脳底動脈系の器質的な障害や血行力学的な異常など，病因がはっきりしている場合には VBI と診断される．

椎骨脳底動脈系の血流動態を評価するにあたっては，MRA や頸部エコーを用いた非侵襲的な血管評価が有用である．MRA では，動脈内の狭窄や閉塞，走行異常の検出といった形態的異常を検出することができ，また頸部エコーでは，ドプラ検査により血流量や血流速度といった血流動態を測定できるため，VBI の診断に役立つ[24)]．図 6 に，VBI の病因となる疾患や病態でみられる特徴的な画像所見をまとめた．図 6-a[28)]は，頸部回旋によって椎骨脳底動脈の血流低下を生じ，めまいをはじめとする様々な VBI の症状をきたす Bow hunter 症候群の 1 例であり，MRA における左椎骨動脈遠位部（黄矢印）の描出不良や，頸部エコーにおける頸部回旋時の血流波形の消失（青矢印）がみられている．図 6-b[29)]は，鎖骨下動脈盗血現象を引き起こして VBI に至る場合がある高安動脈炎の 1 例であり，頸部エコーの短軸像において，マカロニサインと呼ばれる特徴的な所見（総頸動脈壁が全周性に肥厚し内腔が狭小化した所見，黄矢尻）を認めている．

中枢変性疾患における MRI

長期持続性のめまいを主訴とする患者のうち，明所／暗所を問わず強い平衡失調を認める症例や，緩徐進行性の平衡障害・運動失調を認める症例，あるいは知覚障害・構音障害・嚥下障害の随伴を認める場合には，中枢変性疾患によるめまいを鑑別に挙げる必要がある[30)]．原因疾患として

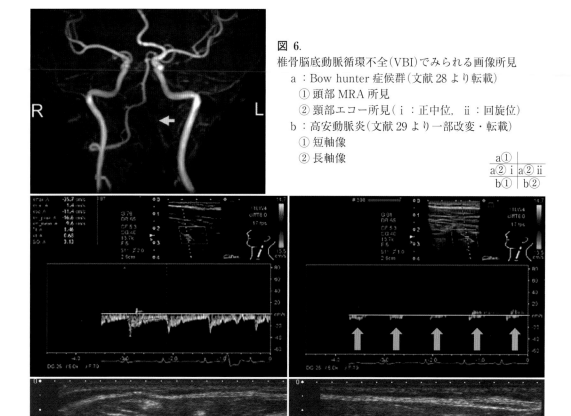

図 6.
椎骨脳底動脈循環不全(VBI)でみられる画像所見
　a：Bow hunter 症候群(文献 28 より転載)
　　① 頭部 MRA 所見
　　② 頸部エコー所見（ⅰ：正中位，ⅱ：回旋位）
　b：高安動脈炎(文献 29 より一部改変・転載)
　　① 短軸像
　　② 長軸像

a①	
a② ⅰ	a② ⅱ
b①	b②

は，脊髄小脳変性症，Arnold-Chiari 奇形，Wernicke 脳症などが挙げられ[31]，耳鼻咽喉科医としてこれらの疾患の確定診断を行う機会は少ないが，具体的に疾患を念頭に置いて画像検査の依頼をすることで，疾患見落としの減少につながるものと考える．図7に，各中枢変性疾患においてみられる特徴的な頭部 MRI 所見をまとめた．図7-a[32]は，脊髄小脳変性症の病型の1つである，Machado-Joseph 病(SCA3)の1例であり，小脳萎縮(白矢尻)を認めている．図7-b[33]は，Arnold-Chiari 奇形1型の症例であり，小脳扁桃の脊柱管内への下垂(白矢印)を認める．図7-c[34]は，Wernicke 脳症の1例であり，FLAIR 画像にて乳頭体，第3脳室および第4脳室周囲に対称性の高信号域

(黄矢印)を認めている．

めまい疾患における安静時機能的 MRI

　機能的MRIは，脳の神経活動に伴う酸化ヘモグロビン量の変化を血流信号として捉えるもので，課題遂行に関与する脳内部位を非侵襲的に検出できる検査である[35]．機能的 MRI を用いることで，健常者に対して温度刺激などの前庭刺激を負荷した場合，頭頂島前庭皮質(parieto-insular vestibular cortex：PIVC)を中心とする前庭覚野を活性化することや，前庭覚野と視覚野・体性感覚野との間にはそれぞれシーソーのような活性化-不活化の関係が認められ，前庭覚野が活性化される状況では視覚野・体性感覚野は抑制されることなど

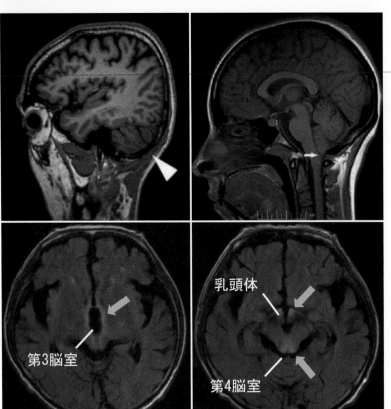

第3脳室

乳頭体

第4脳室

図7.
中枢変性疾患における特徴的な頭部 MRI 所見
   a：脊髄小脳変性症（文献 32 より転載）
   b：Arnold-Chiari 奇形（文献 33 より転載）
   c：Wernicke 脳症（文献 34 より転載）

が明らかとなっている[36]．また前庭神経炎の急性期には，患側前庭からの情報入力が障害されることにより，代償的に健側の前庭覚野の活性化と，視覚野・体性感覚野の抑制が認められることが報告されている[36]．

近年，課題や刺激を用いず安静状態で機能的MRI を測定する安静時機能的 MRI が注目されている．この手法では，被検者が開眼または閉眼で5〜10 分程度安静にしているだけで，神経活動に伴う血流の変化を反映した信号を測定することができ，空間的に離れた脳領域がどのくらい同期して活動しているか，すなわち脳領域間の機能的結合性や，脳全体のネットワークとしての性質を評価することができる[35]．以下に，安静時機能的MRI を用いて報告されている最近の知見を，めまい疾患ごとに簡単にまとめた．いずれも，まだコンセンサスが得られているとは言い難い所見ではあるが，めまい疾患における脳機能的な側面を新たな視点から評価し，探求するための端緒となっている．

1．前庭神経炎（vestibular neuritis：VN）

Helmchen ら[37]は，VN 患者 20 人に対し，発症3 日以内に安静時機能的 MRI を撮像し健常者との比較を行ったところ，頭頂葉・帯状皮質・中前頭回・海馬傍回・島皮質・視床など，前庭知覚や空間認知を行う領域を中心としたネットワークにおいて有意差を認めたとし，中でも縁上回を含む頭頂間溝（intraparietal sulcus：IPS）において有意な活動性の低下がみられたと報告した．IPS は，空間認知における重要な脳領域であり，この領域の活動性低下が VN 患者の空間識障害に関連している可能性が示唆された．また同研究では，VN 患者 20 人における発症 3 日以内の結果と，発症後 3か月以上経過して撮像した結果との比較も行われており，急性期にみられたIPSの活動性の低下が，3 か月以上経過した後には正常化したとして，中枢代償の皮質変化を示す可能性が示唆されている．

2．前庭性片頭痛（vestibular migraine：VM）

Zhe ら[38]は，非発作期の VM 患者 30 人と健常者30 人の安静時機能的 MRI を比較し，左 PIVC と

左一次体性感覚野および下頭頂小葉との間で，それぞれ機能的結合性の増強を認めたとした．一次体性感覚野は，対象物の触識別や接触部の局在に関する情報を提供するとともに，痛みの知覚にも関与しているとされ，また下頭頂小葉は，縁上回および角回からなる脳領域であり，空間的注意や方向転換など空間認知に重要な役割を果たしている．同研究では，撮像したMRI構造画像を用いて灰白質容積の比較も行っており，VM患者における左PIVCの灰白質容積の減少も報告されている．一般に，高次脳機能と灰白質容積との間には相関があるとされ，筆者らは，前庭皮質であるPIVCの機能低下に伴い同部の灰白質容積は減少し，PIVCと機能的結合性が増強している左一次体性感覚野および下頭頂小葉も影響を受け，痛みを識別する経路および前庭情報の流れが混乱させられているのではないかと推察している．

3．持続性知覚性姿勢誘発めまい（persistent postural-perceptual dizziness；PPPD）

Indovinaら[39]は，これまでに報告されたPPPDに関する脳機能イメージング結果をまとめてレビューとして報告しており，PPPDでは，前庭覚野の局所活動と機能的結合性が減弱している一方で，視覚野の局所活動と機能的結合性が増強していること，前庭覚野における機能的結合性の減弱は，空間認知に関与する海馬や楔前部との間でみられ，視覚野における機能的結合性の増強は，注意や情動反応を制御する前頭前野および姿勢を制御する運動野との間でみられることを示した．これらの結果は，前庭入力よりも視覚入力が重視され，視覚-運動ネットワークや視覚-感情ネットワークの相互作用が変化することから，PPPDが生じる可能性を示唆している．

参考文献

1) 高橋昭喜（編著）：第6章　脳幹・脳神経：170-202．脳MRI　1．正常解剖　第2版．学研メディカル秀潤社，2005．
2) 杉内友理子：前庭脊髄系の解剖と生理．Equilib-rium Res，80：303-310，2021．
3) 高橋昭喜（編著）．第10章　脳血管：264-302．脳MRI　1．正常解剖　第2版．学研メディカル秀潤社，2005．
4) 三宅宏徳，福島久毅，濵本真一ほか：末梢性めまいが疑われた若年性延髄外側症候群の一例．Equilibrium Res，79：517-523，2020．
5) 古賀政利，井上　学，田中寛大ほか：急性期脳梗塞に対して適切な再灌流療法を促進するための画像診断．臨床神経学，61：517-521，2021．
6) 岡田敬史，井上　学，山上　宏ほか：急性期脳梗塞における画像診断の現状―全国アンケート調査―．脳卒中，42：502-508，2020．
7) 小林祥泰，大櫛陽一：脳卒中データバンク2009．中山書店，2009．
8) 小笹佳史：MRI脳画像の基礎知識　入門編．脳科学とリハビリテーション，14：1-7，2014．
9) Koga M, Yamamoto H, Inoue M, et al：Thrombolysis With Alteplase at 0.6 mg/kg for Stroke With Unknown Time of Onset：A Randomized Controlled Trial. Stroke, 51：1530-1538, 2020.
10) 平野照之：脳血管障害最新の治療2020．神経治療，38：174-178，2021．
11) Sylaja PN, Coutts SB, Krol A, et al：When to expect negative diffusion-weighted images in stroke and transient ischemic attack. Stroke, 39：1898-1900, 2008.
12) Saber Tehrani AS, Kattah JC, Mantokoudis G, et al：Small strokes causing severe vertigo：frequency of false-negative MRIs and nonlacunar mechanisms. Neurology, 83：169-173, 2014. Summary　発症早期の脳梗塞において，HINTS plusはMRI-DWIより高い診断精度を示した．
13) Nakashima T, Naganawa S, Sugiura M, et al：Visualization of endolymphatic hydrops in patients with Meniere's disease. Laryngoscope, 117：415-420, 2007.
14) 日本めまい平衡医学会（編）：メニエール病・遅発性内リンパ水腫診療ガイドライン2020年版．金原出版，2020．
15) 切替一郎，野村恭也（編）：新耳鼻咽喉科学　改訂10版：19，南山堂，2004．
16) Nakashima T, Naganawa S, Pyykko I, et al：Grading of endolymphatic hydrops using magnetic resonance imaging. Acta Otolaryngol

Suppl, **129**：5-8, 2009.

17）Han SC, Kim YS, Kim Y, et al：Correlation of clinical parameters with endolymphatic hydrops on MRI in Meniere's disease. Front Neurol, **13**：937703, 2022.
Summary 内リンパ水腫の程度と，聴力検査および半規管麻痺の重症度には，関連がみられる．

18）Cho YS, Ahn JM, Choi JE, et al：Usefulness of intravenous gadolinium inner ear MR imaging in diagnosis of Meniere's disease. Sci Rep, **8**：17562, 2018.

19）Sluydts M, Bernaerts A, Casselman JW, et al：The relationship between cochleovestibular function tests and endolymphatic hydrops grading on MRI in patients with Meniere's disease. Eur Arch Otorhinolaryngol, **278**：4783-4793, 2021.

20）He J, Peng A, Hu J, et al：Dynamics in endolymphatic hydrops & symptoms in Meniere's disease after endolymphatic duct blockage, preliminary results. Front Neurol, **11**：622760, 2020.

21）Zhang W, Hui L, Zhang B, et al：The correlation between endolymphatic hydrops and clinical features of Meniere disease. Laryngoscope, **131**：E144-E150, 2021.

22）Pyykkö I, Nakashima T, Yoshida T, et al：Ménière's disease：a reappraisal supported by a variable latency of symptoms and the MRI visualisation of endolymphatic hydrops. BMJ Open, **3**：e001555, 2013.

23）Liston SL, Paparella MM, Mancini F, et al：Otosclerosis and endolymphatic hydrops. Laryngoscope, **94**：1003-1007, 1984.

24）山中敏彰：シリーズ教育講座「難治性めまいへのアプローチ」7．椎骨脳底動脈循環不全．Equilibrium Res, **73**：117-126, 2014.

25）Lima Neto AC, Bittar R, Gattas GS, et al：Pathophysiology and Diagnosis of Vertebrobasilar Insufficiency：A Review of the Literature. Int Arch Otorhinolaryngol, **21**：302-307, 2017.

26）Easton JD, Saver CJ, Albers GW, et al：Definition and Evaluation of Transient Ischemic Attack：A Scientific Statement of Healthcare Professionals From the American Heart Association/American Stroke Association Stroke Council；Council on Cardiovascular Surgery and Anesthesia；Council of Cardiovascular Radiology and Intervention；Council on Cardiovascular Nursing；and the Interdisciplinary Council on Peripheral Vascular Disease. Stroke, **40**：2276-2293, 2009.

27）Albers GW, Caplan LR, Easton JD, et al：Transient Ischemic Attack-Proposal for a new definition. N Engl J Med, **347**：1713-1716, 2002.

28）小泉 洸，椎名和弘，山田武千代：頸部回旋時の眼振から診断に至った椎骨動脈解離を伴うBow hunter症候群の1例．Equilibrium Res, **81**：199-205, 2022.

29）濱口浩敏：頭頸部血管における稀な疾患の超音波画像．Jpn J Med Ultrasonics, **46**：515-521, 2019.

30）北原 糺：めまいの診断と治療．日耳鼻会報，**122**：910-915, 2019.

31）廣瀬源二郎：Overview：めまいの臨床を理解しよう．臨床神経, **51**：1086-1088, 2011.

32）Nomura T, Iwata I, Harada T, et al：Cerebellar Rotation Abnormalities Observed in Machado-Joseph Disease. Intern Med, **59**：3253-3254, 2020.

33）Choi CK, Tyagaraj K：Combined spinal-epidural analgesia for laboring parturient with Arnold-Chiari type Ⅰ malformation：a case report and a review of the literature. Case Rep Anesthesiol, **2013**：512915, 2013.

34）奥田 聡：脳のMRI画像．現代医学, **67**：86-91, 2020.

35）小野田慶一，山口修平：安静時fMRIの臨床応用のための基礎と展望．日老医誌, **52**：12-17, 2015.

36）Dieterich M, Brandt T：Functional brain imaging of peripheral and central vestibular disorders. Brain, **131**：2538-2552, 2008.

37）Helmchen C, Ye Z, Sprenger A, et al：Changes in resting-state fMRI in vestibular neuritis. Brain Struct Funct, **219**：1889-1900, 2014.

38）Zhe X, Zhang X, Chen L, et al：Altered Gray Matter Volume and Functional Connectivity in Patients With Vestibular Migraine. Front Neurosci, **15**：683802, 2021.

39）Indovina I, Passamonti L, Mucci V, et al：Brain Correlates of Persistent Postural-Perceptual Dizziness：A Review of Neuroimaging Studies. J Clin Med, **10**：4274, 2021.
Summary PPPDでは，前庭情報より視覚情報が優先され，空間認知に伴い不安が増大する可能性が示唆されている．

MB ENT, 288：77-84, 2023

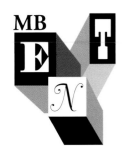

◆特集・めまい検査を活用しよう─適応と評価─

VOG
～適応と評価，市販機種の特徴について～

池田卓生*

Abstract VOG(video oculography：ビデオ眼振検査)は，赤外線フレンツェルのビデオ映像をコンピュータに取り込むことで，波形データとして眼球運動を解析・記録する．このため，眼振の方向，振幅，頻度などが時間の経過とともに変化する様子を，赤外線フレンツェルだけで観察するよりも理解しやすい．

VOG は，めまい診療のどの場面でも適応することができ，眼振を見逃すことなく記録することで，時系列に沿った評価を行うことが可能である．

現在国内では，3D-VOG(眼球運動三次元解析)が特徴である製品，ビデオヘッドインパルス検査(video head impulse test：vHIT)と VOG のどちらも可能な製品，virtual reality(VR)デバイスを使っている製品など，医療機器分類クラスⅡ(管理医療機器)の認証を取得している様々な市販機種が販売されており，それぞれの特徴について解説する．

Key words ビデオ眼振検査(VOG)，眼球運動三次元解析(3D-VOG)，ビデオヘッドインパルス検査(vHIT)，VR デバイス，医療機器分類クラスⅡ

VOG とは

VOG(video oculography：ビデオ眼振検査)は，赤外線フレンツェルのビデオ映像をコンピュータに取り込むことで，ENG/EOG(electronystag-mography/electrooculography：電気眼振図)と同様に，波形データとして眼球運動を解析・記録することを目的としている．

赤外線フレンツェル自体の利点は，① 暗所開眼下で観察できるため，眼振の発現率が高いこと，② 赤外線により虹彩紋理が明瞭に描出されるため，回旋性眼振を観察しやすいこと，③ ビデオに録画できるため，患者への説明や教育に便利であること，などが挙げられる．

電子カルテや画像ファイリングシステムを用いて，赤外線フレンツェルのビデオ映像を保存・再生することも可能だが，VOG では，波形データとして表示するため，眼振の方向，振幅，頻度など

が時間の経過とともに変化する様子を赤外線フレンツェルだけで観察するよりも理解しやすい．

VOG の原理については，水平・垂直・回旋の3つのデータが得られる 3D-VOG(眼球運動三次元解析)の場合，コンピュータに認識させた瞳孔の中心座標から眼球運動の水平成分と垂直成分を解析し，虹彩紋理から回旋成分を解析していることが多い．

VOG の適応と評価(図1)

VOG は，めまい診療のどの場面でも適応することができ，眼振を見逃すことなく記録することで，時系列に沿った評価を行うことが可能である．

VOG の実例[1]を図1に示す．この症例は，外側半規管型良性発作性頭位めまい症がクプラ結石症から半規管結石症へ移行し，更に後半規管型半規管結石症へ変化したものである．

図1-a は，初診時の頭位眼振検査で，右下頭位

---

* Ikeda Takuo，〒745-0801 山口県周南市久米752-4　鼓ヶ浦こども医療福祉センター耳鼻咽喉科，部長

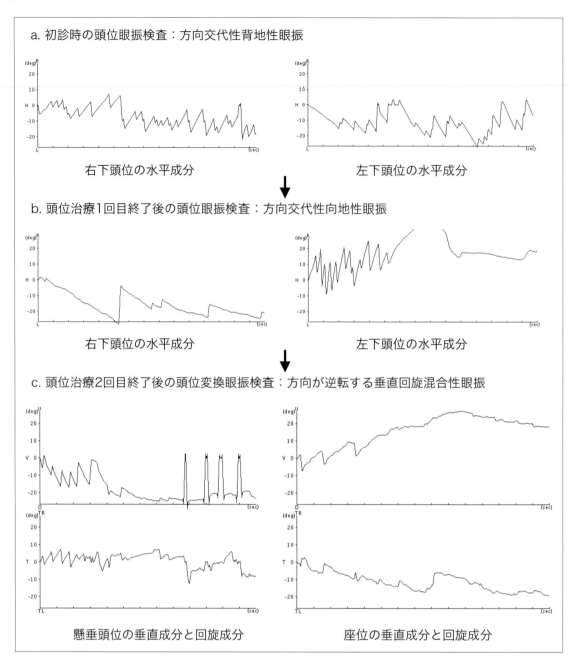

図 1. VOG の実例
H：水平成分（R：右，L：左）
V：垂直成分（U：上，D：下）
T：回旋成分（TR：眼球上極が右，TL：眼球上極が左）
（参考文献 1 より）

と左下頭位の水平成分の波形データである．眼振は，右下頭位では急速相が左耳向き，左下頭位では急速相が右耳向きで，方向交代性背地性眼振を認めた．左右の比較では，右下頭位のほうが，より眼振数が多くなっていた．このため，外側半規管型クプラ結石症と診断し，頭位治療として頭振

り運動を指導した．

図 1-b は，頭位治療 1 回目終了後の頭位眼振検査で，右下頭位と左下頭位の水平成分の波形データである．眼振は，右下頭位では急速相が右耳向き，左下頭位では急速相が左耳向きで，方向交代性向地性眼振へ変化していた．また，左下頭位に

なった直後に振幅が大きく高頻打の眼振が出現していた．このため，左耳が患側の外側半規管型半規管結石症と診断し，頭位治療としてLempert法を行った．

図1-cは，頭位治療2回目終了後の頭位変換眼振検査で，懸垂頭位と座位の垂直成分と回旋成分の波形データである．眼振は，懸垂頭位では，垂直成分は上向き，回旋成分は眼球上極が左耳向きの垂直回旋混合性眼振が出現していた．一方，座位では，垂直成分は下向き，回旋成分は眼球上極が右耳向きの垂直回旋混合性眼振で，眼振の方向が逆転していた．また，いずれの眼振も増強した後に減弱していた．このため，左耳が患側の後半規管型半規管結石症と診断し，頭位治療としてEpley法を行った結果，眼振はすべて消失した．

VOGの市販機種の特徴について（表1）

VOGは，1990年初めに2つの方法が考案されている．一つは，Yamanobe，Yagiら（1990）が考案した方法[2,3]で，もう一つは，Schererら（1991）が考案した方法[4]である．ENG/EOGが水平・垂直の2つのデータであるのに対して，VOGは水平・垂直・回旋の3つのデータが得られることから"眼球運動三次元解析"とも呼ばれるようになったが，その後はVOGという名称が普及し，八木も「ビデオを用いた方法は，EOGと同じようにVOGと呼ぶことが一般的になってきた」と述べている[5]．

VOGは，その後も様々な方法が考案され，特に研究用のVOGでは，今井が，眼球運動の回転軸とその回転軸周りの回転角度を解析する優れた方法を開発している[6]．市販機種も，現在数多く販売されているが，本項では，国内において，医療機器分類クラスⅡ（管理医療機器）の認証を取得している機種を中心に解説する．

VOGの医療機器分類には，眼球運動検査装置用プログラムと眼球運動検査装置があり，これらの基準を満たしてクラスⅡの認証を取得しているのは，本項の執筆時点で，市販済が5機種，市販

予定が1機種である．市販済5機種のスペックは，表1のとおりである．

以下，それぞれの機種の特徴について解説する．

1．3D-VOGが特徴である機種
1）yVOG®（ワイボーグ，図2）

医療機器分類において，眼球運動検査装置用プログラムとしてクラスⅡの認証を取得している．実際の眼振の映像を見ながら，リアルタイムで水平・垂直・回旋成分を解析して波形データを表示するリアルタイム3D-VOGを特徴とする国産の検査装置である．

このリアルタイム3D-VOGの利点は，橋本らが報告しているように[7]，①検者自身が動画と眼振図の両者を確認しながら検査を行うことができるため，検査中に手応えをもって所見を把握することができる，②眼振の回旋成分について，慣れないと方向を判定しにくいことがあるが，眼振波形を確認することで回旋の方向を正確に把握しやすい，③数秒前にどんな眼振だったか，動画の観察のみでは曖昧になることがあるが，眼振図により眼振の強さや方向の変化などを確認することができる，などが挙げられる．

汎用の赤外線フレンツェルも接続可能だが，頭位センサーを内蔵している専用の赤外線フレンツェル「yVOG-Glass®」を使用することによって，頭部の傾きもリアルタイムで表示することが可能であり，動画，眼振図，頭位の3つの情報を同期して確認することが可能になる．

眼振検査としては，自発眼振検査，注視眼振検査，頭位眼振検査，頭位変換眼振検査，頭振り眼振検査が可能で，迷路刺激検査では，温度刺激検査が可能である．また，yVOG-Glassとともに，オプションライセンスと別モニタを用いることによって，視刺激検査の視運動性眼振検査，追跡眼球運動検査，急速眼球運動検査も可能になる．視刺激提示用モニタの視標の動きとVOGの波形は連動して表示される．

眼振の波形データについては，日本めまい平衡医学会の「平衡機能検査法基準化のための資料」[8]

表 1. 市販機種のスペック

販売名	yVOG®	C-Nys® ME	VisualEyes3.0®	ICS Impulse®	REEVEER PitEye®
製造販売業者 製造業者 販売元	第一医科株式会社 株式会社 YOODS	株式会社ファインデックス	デマント・ジャパン株式会社 インタ アコス ティクス社（デンマーク） ゼロシーセブン株式会社	リオン株式会社 ネイタスメディカルデンマーク社	株式会社 Parafeed
医療機器分類 一般的名称	クラスⅡ 管理医療機器 眼球運動検査装置用プログラム	クラスⅡ 管理医療機器 眼球運動検査装置用プログラム	クラスⅡ 管理医療機器 眼球運動検査装置	クラスⅡ 管理医療機器 眼球運動検査装置	クラスⅡ 管理医療機器 眼球運動検査装置
特徴	リアルタイム 3D-VOG	3D-VOG	vHIT と VOG のどちらも可能	vHIT と VOG のどちらも可能	VR デバイスを使っている機種
専用ゴーグル	専用ゴーグル：単眼	無	専用ゴーグル：両眼 VOG と vHIT は別ゴーグル	専用ゴーグル：単眼	専用ゴーグル：両眼 視刺激検査一体型の VR デバイス
汎用赤外線フレンツェル	可	可	不可	不可	不可
動画解像度 フレームレート	640x480pixel 60 fps	640x480pixel 30 fps	単眼 320x240pixel 両眼 640x240pixel 25 fps	160x120pixel 30，60，120 fps	640x240pixel 30 fps
解析項目	角度：水平・垂直・回旋 速度：水平・垂直・回旋	角度：水平・垂直・回旋 速度：水平・垂直・回旋	角度：水平・垂直 速度：水平・垂直 回旋はオプション	角度：水平・垂直 速度：水平・垂直 回旋はオプション	角度：水平・垂直 速度：水平・垂直
眼振検査	自発眼振検査 注視眼振検査 頭位眼振検査 頭位変換眼振検査 頭振り眼振検査	自発眼振検査 注視眼振検査 頭位眼振検査 頭位変換眼振検査 頭振り眼振検査	自発眼振検査 注視眼振検査 頭位眼振検査 頭位変換眼振検査	自発眼振検査 注視眼振検査 頭位眼振検査 頭位変換眼振検査 頭振り眼振検査	自発眼振検査 注視眼振検査 頭位眼振検査 頭位変換眼振検査
迷路刺激検査	温度刺激検査	温度刺激検査	温度刺激検査 vHIT，VOR 検査 眼球反対回旋検査	温度刺激検査 vHIT VOR 検査	温度刺激検査 VOR 検査 瘻孔症状検査
視刺激検査	視運動性眼振検査 追跡眼球運動検査 急速眼球運動検査 ＊オプションで可能		視運動性眼振検査 追跡眼球運動検査 急速眼球運動検査 ＊オプションで可能	視運動性眼振検査 追跡眼球運動検査 急速眼球運動検査 ＊オプションで可能	視運動性眼振検査 追跡眼球運動検査 急速眼球運動検査 ＊VR デバイスで検査
視刺激パターン表示機能	あり 別途モニタ必要 VOG と連動		あり 別途モニタ必要 VOG と連動	なし 別途視刺激装置が必要	あり 視刺激検査一体型の VR デバイスを使用 VOG と連動
報告書作成	めまい平衡医学会の基準に準拠した眼振矢印での報告書	めまい平衡医学会の基準に準拠した眼振矢印での報告書			

に準じた眼振矢印としても表示可能であり，報告書を眼振矢印で作成することが可能である.

2）C-Nys®（シーニス）ME（図 3）

本製品も，眼球運動検査装置用プログラムとしてクラスⅡの認証を取得していて，3D-VOG が可能な国産の機種だが，最大の特徴は，全国で 200 カ所以上の大学病院や中規模以上病院の耳鼻咽喉科に導入実績のある画像ファイリングシステム

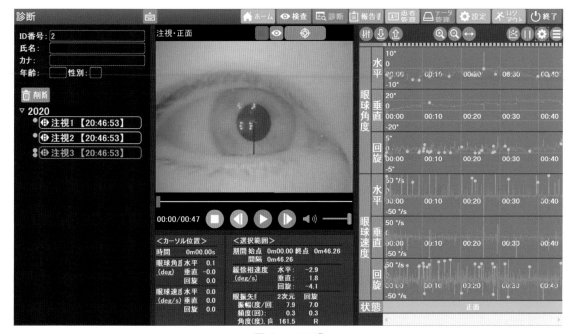

図 2. yVOG®

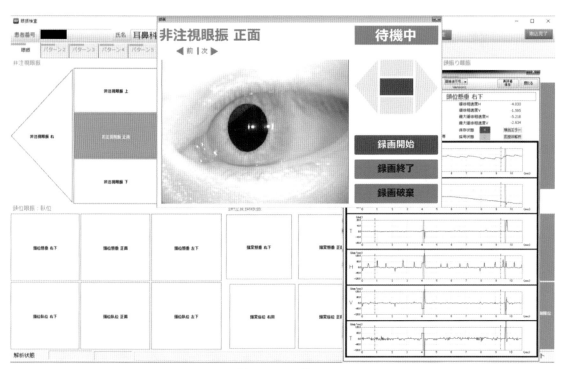

図 3. C-Nys® ME

「Claio®（クライオ）」と連動できることである．
Claio と連動することで，眼振の動画や波形デー
タを聴力検査や内視鏡検査など他の耳鼻咽喉科検
査データと一括して管理することが可能になる．
また，過去の眼振動画などを時系列で比較再生す
ることも容易である．

3D-VOG は，リアルタイム解析ではないが，解
析の待ち時間が少なくなるように動画を録画中に
バックグラウンドで解析を行っている．赤外線フ
レンツェルは，専用ではなく汎用の市販機種を用
いる．

眼振検査としては，自発眼振検査，注視眼振検

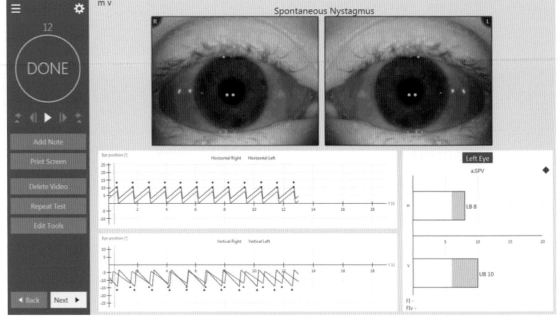

図 4. VisualEyes 3.0®

査，頭位眼振検査，頭位変換眼振検査，頭振り眼振検査が可能で，迷路刺激検査では，温度刺激検査が可能だが，視刺激検査は解析項目に含まれていない．C-Nys の独自の機能として，取込画面のメニューに「エプリー法施行時の画面とその時の動画保存」を行うタブを追加できる．

報告書は，日本めまい平衡医学会の「平衡機能検査法基準化のための資料」に準じた眼振矢印で作成することが可能である．

なお，認証を取得している C-Nys ME は，ルール上，個別端末のみの対応となっているため，Claio の「全端末」上で動作する C-Nys とは，若干名称が異なっているが，実運用での機能上に違いはない．

2．ビデオヘッドインパルス検査（video head impulse test：vHIT）とVOGのどちらも可能な機種

1）VisualEyes3.0®（図4）

本製品は，医療機器分類において眼球運動検査装置としてクラスⅡの認証を取得していて，特徴は，vHIT と VOG の統合である．解析用のコンピュータは同一のものを使用し，vHIT 用と VOG 用のゴーグルを付け替えて使用する．

VOG 用のゴーグルの特徴は，両眼を同時記録できることで，さらに検査風景とも同期した録画が可能である．オプションで頭位センサーも追加できる．汎用の赤外線フレンツェルは接続できない．

解析項目は，水平・垂直が基本で，回旋はオプションになる．

眼振検査としては，自発眼振検査，注視眼振検査，頭位眼振検査，頭位変換眼振検査が可能で，迷路刺激検査では，vHIT の他に温度刺激検査や眼球反対回旋検査，VOR 検査が可能である．温度刺激検査における visual suppression test では，ゴーグルのカバーを外す必要はなく，ゴーグル内から光が照射されるようになっている．本邦では発売されていないが，同社のエアーカロリックとの接続が可能で，VOG とエアーカロリックを同期して検査することが可能である．

視刺激検査は，別途モニタを用いることによって，眼振検査の注視眼振検査に加え，視運動性眼振検査，追跡眼球運動検査，急速眼球運動検査が可能になる．視刺激提示用モニタの視標の動きと VOG の波形は連動して表示される．視刺激検査では，通常の縞模様だけでなく，電車の風景や飛行機など子ども向けの画像で検査することも可能である．

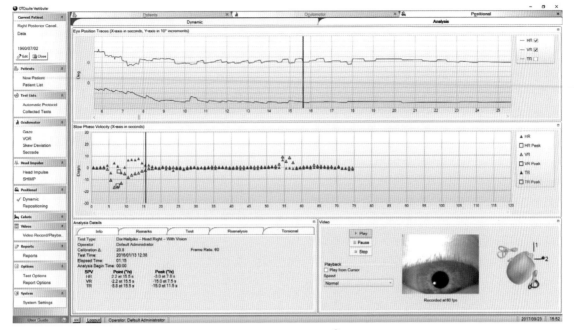

図 5. ICS Impulse®

2）ICS Impulse®（図 5）

本製品も，医療機器分類において眼球運動検査装置としてクラスⅡの認証を取得していて，vHIT をメインとする機器だが，VOG の機能も備えている．vHIT と VOG は，同一のゴーグルを用いて検査を行うため，専用ゴーグルのカメラは単眼での記録で，汎用の赤外線フレンツェルを装置に接続することはできない．

一方で，vHIT 用の軽量・高性能カメラを利用して，オプションで positional（頭位変換眼振検査：回旋性眼振を捉える torsional モードを搭載），oculomotor（視刺激検査），caloric（温度刺激検査）のライセンスを追加して行くことで，様々な平衡機能検査に対応できるようになっている．また，動画を保存する場合，検査モードにより，30 fps，60 fps，120 fps のフレームレートを設定することができる．

眼振検査としては，自発眼振検査，注視眼振検査，頭位眼振検査，頭位変換眼振検査，頭振り眼振検査が可能で，迷路刺激検査では，vHIT の他に温度刺激検査や VOR 検査が可能である．

視刺激検査では，ICS Impulse には視刺激パターンを表示させる機能はないため，別途視刺激装置を用いることによって，視運動性眼振検査，

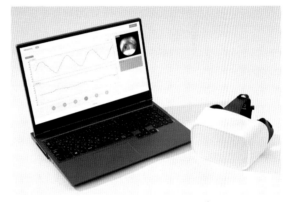

図 6. REEVEER PitEye®

追跡眼球運動検査，急速眼球運動検査が可能になる．

3．virtual reality（VR）デバイスを使っている機種 REEVEER PitEye®（図 6）

医療機器分類において眼球運動検査装置としてクラスⅡの認証を取得していている国産の製品だが，他の VOG とは異なり，視線追跡技術を搭載した VR デバイスを使っていることが特徴である．VR デバイスを用いることで，視刺激検査まで省スペースで行うことが可能であり，VR デバイスのディスプレイと音声で患者に検査の説明が行われ，検査自体も自動化されているため，医療従事者の介助がなくても，組み合わせた検査内容

を少ない時間で行うことが可能である.

カメラは両眼を記録できるが,解析項目は水平・垂直で,回旋については今後のアップデートで検討される予定である.

眼振検査としては,自発眼振検査,注視眼振検査,頭位眼振検査,頭位変換眼振検査が可能で,迷路刺激検査では,温度刺激検査,瘻孔症状検査,VOR検査が可能である.温度刺激検査におけるvisual suppression testは,VRデバイスを装着したまま可能である.

視刺激検査は,VRデバイスを用いるため,別途モニタを準備する必要はなく,視運動性眼振検査,追跡眼球運動検査,急速眼球運動検査が可能である.

国産の製品であり,VRデバイスの利点を応用することで,今後,vHITや自覚的視性垂直位(subjective visual vertical:SVV)などへの発展が期待される.

4.その他の機種

1）今後市販予定(本稿執筆時)の機種

モリタ製作所は,VOGの草創期から国産機種を販売しているが,現在は,リアルタイム3D-VOGが両眼同時に可能な機種を開発している[9].めまい診療において,両眼を観察することは中枢性病変の診断に重要であり,本機種は既に医療機器として認証を取得していることから今後の販売が待たれている.

2）スマートフォンを利用した機種

医療機器としての認証は取得できていないが,近年の高性能化したスマートフォンを用いて,黒田らは,スマートフォン単体でVOGが可能なアプリを開発している[10].スマートフォンの性能は今後も進化を続けると予想され,スマートフォンを利用したVOGもさらに開発されると考えられる.

参考文献

1) 池田卓生:VOGの実例.日本めまい平衡医学会(編):34-37,「イラスト」めまいの検査 改訂第3版.診断と治療社,2018.
2) Yamanobe S, Taira S, Morizono T, et al:Eye movement analysis system using computerized image recognition. Arch Otolaryngol Head Neck Surg, **116**:338-341, 1990.
3) Yagi T, Yamanobe S, Morizono T, et al:Three components analysis of eye movements using computerized image recognition. Acta Otolaryngol Suppl, **481**:460-462, 1991.
4) Scherer H, Teiwes W, Clarke AH:Measuring three dimensions of eye movement in dynamic situations by means of videooculography. Acta Otolaryngol, **111**:182-187, 1991.
5) 八木聰明:ビデオ画像を用いた眼球運動記録・解析法(VOG). Equilibrium Res, **69**:191-197, 2010.
   Summary VOGの歴史と方法,長所と短所,信頼性,三次元解析の実際がまとめられた論文である.
6) 今井貴夫,武田憲昭:眼球運動三次元回転軸解析の臨床応用.耳鼻臨床, **100**:599-613, 2007.
   Summary 独自のVOGで良性発作性頭位めまい症の病巣半規管の同定や回転検査での半規管機能の解析を可能にしている.
7) 橋本 誠,沖中洋介,菅原一真ほか:リアルタイム三次元解析可能なVideooculography. 日耳鼻会報, **124**:1135-1138, 2021.
   Summary リアルタイム3D-VOGの利点や近年のVOGの付加価値と発展性について解説している.
8) 渡辺行雄,肥塚 泉,山本昌彦ほか:平衡機能検査法基準化のための資料—2006年平衡機能検査法診断基準化委員会答申書,及び英文項目—. Equilibrium Res, **65**:468-503, 2006.
9) 船曳和雄:リアルタイムVOG解析で変わるめまいの外来診療. JOHNS, **38**:684-687, 2022.
10) 黒田建彰,黒田和宏,伏木宏彰:iPhoneを利用したVOGの試み. Equilibrium Res, **79**:257-261, 2020.

第 82 回　日本めまい平衡医学会
テーマ「めまい診療の標準化」

会　期：2023 年 10 月 25 日（水）〜27 日（金）

会　場：朱鷺メッセ（新潟コンベンションセンター）

　　　　〒950-0078　新潟市中央区万代島 6 番 1 号　TEL：025-246-8400

会　長：堀井　新（新潟大学大学院医歯学総合研究科　耳鼻咽喉科・頭頸部外科）

開催形態：現地開催，オンデマンド配信

公式ホームページ：https://www.gakkai.co.jp/memai82/

プログラム：

　1. イブニングセミナー「めまいに対する感覚代行装置の開発」

　2. 招待講演「The Importance of Misperception of Motion and Illness in Diagnosing and Treating Patients with Persistent Postural-Perceptual Dizziness（PPPD）」

　　　　　　演者：Jeffrey P. Staab（Mayo Clinic, USA）

　3. シンポジウム

　　・「臨床応用が期待できる新規平衡機能検査」

　　・「慢性めまいの治療戦略」

　4. 教育セミナー

　　・「前庭リハビリテーションのメカニズムとエビデンス」

　　・「BPPV 診療ガイドライン 2023 年版をふまえた現時点での BPPV の疑問」

　　・「はじめてのめまい手術」

　　・「眼振・異常眼球運動ライブラリー（日本めまい平衡医学会編）の紹介」

　　・「一歩進んだ vHIT と VEMP をお教えします」

　5. アドバンストセミナー

　　・「他科診療科医師にきくめまい診療」

　　・「難治性めまいへの挑戦」

　6. スイーツセミナー

　　・「急性めまいの診断と治療：ビデオ眼振計の臨床応用を中心に」

　　・「慢性めまいの診断と治療」

　　・「発作性めまいの診断と治療」

　7. モーニングセミナー

　　・「認知行動療法とは何か」

　　・「小児および高齢者めまいへの対応」

　　・「耳鼻咽喉科領域における漢方治療」

　8. ランチョンセミナー

　　・「聴平衡覚障害と認知症」

　　・「日常診療における VEMP と VHIT を用いた前庭機能検査と WBT の活用」

　　・「難治性めまいへの弛まぬ挑戦」

　　・「ストレスとメニエール病」

【事務局】新潟大学大学院医歯学総合研究科　耳鼻咽喉科・頭頸部外科学分野

　　　　　〒951-8510　新潟市中央区旭町通 1-757

　　　　　事務局長：森田由香，泉　修司

【運営事務局】株式会社学会サービス

　　　　　〒150-0032　東京都渋谷区鶯谷町 7-3-101

　　　　　TEL 03-3496-6950／FAX 03-3496-2150／E-mail：memai82@gakkai.co.jp

FAX による注文・住所変更届け

改定：2015 年 1 月

毎度ご購読いただきましてありがとうございます．
読者の皆様方に小社の本をより確実にお届けさせていただくために，FAX でのご注文・住所変更届けを受けつけております．この機会に是非ご利用ください．

◇ご利用方法

FAX 専用注文書・住所変更届けは，そのまま切り離して FAX 用紙としてご利用ください．また，注文の場合手続き終了後，ご購入商品と郵便振替用紙を同封してお送りいたします．**代金が 5,000 円をこえる場合，代金引換便とさせて頂きます．**その他，申し込み・変更届けの方法は電話，郵便はがきも同様です．

◇代金引換について

本の代金が 5,000 円をこえる場合，代金引換とさせて頂きます．配達員が商品をお届けした際に，現金またはクレジットカード・デビットカードにて代金を配達員にお支払い下さい(本の代金＋消費税＋送料)．(※年間定期購読と同時に 5,000 円をこえるご注文を頂いた場合は代金引換とはなりません．郵便振替用紙を同封して発送いたします．代金後払いという形になります．送料は定期購読を含むご注文の場合は頂きません)

◇年間定期購読のお申し込みについて

年間定期購読は，1 年分を前金で頂いておりますため，代金引換とはなりません．郵便振替用紙を本と同封または別送いたします．送料無料，また何月号からでもお申込み頂けます．

毎年末，次年度定期購読のご案内をお送りいたしますので，定期購読更新のお手間が非常に少なく済みます．

◇住所変更届けについて

年間購読をお申し込みされております方は，その期間中お届け先が変更します際，必ずご連絡下さいますようよろしくお願い致します．

◇取消，変更について

取消，変更につきましては，お早めに FAX，お電話でお知らせ下さい．
返品は，原則として受けつけておりませんが，返品の場合の郵送料はお客様負担とさせていただきます．その際は必ず小社へご連絡ください．

◇ご送本について

ご送本につきましては，ご注文がありましてから約 1 週間前後とみていただきたいと思います．お急ぎの方は，ご注文の際にその旨をご記入ください．至急送らせていただきます．2～3 日でお手元に届くように手配いたします．

◇個人情報の利用目的

お客様から収集させていただいた個人情報，ご注文情報は本サービスを提供する目的(本の発送，ご注文内容の確認，問い合わせに対しての回答等)以外には利用することはございません．

その他，ご不明な点は小社までご連絡ください．

株式会社 全日本病院出版会　〒113-0033 東京都文京区本郷 3-16-4-7F
電話 03(5689)5989　FAX03(5689)8030　郵便振替口座 00160-9-58753

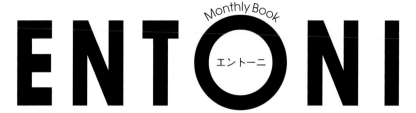

FAX 専用注文書

「Monthly Book ENTONI」誌のご注文の際は，この FAX 専用注文書
もご利用頂けます．また電話でのお申し込みも受け付けております．
毎月確実に入手したい方には年間購読申し込みをお勧めいたします．また
各号 1 冊からの注文もできますので，お気軽にお問い合わせください．

バックナンバー合計
5,000 円以上のご注文
は代金引換発送

―お問い合わせ先―
㈱全日本病院出版会 営業部
電話 03(5689)5989　　FAX 03(5689)8030

□年間定期購読申し込み　No.　　から

□バックナンバー申し込み

No.	－	冊	No.	－	冊	No.	－	冊	No.	－	冊
No.	－	冊	No.	－	冊	No.	－	冊	No.	－	冊
No.	－	冊	No.	－	冊	No.	－	冊	No.	－	冊
No.	－	冊	No.	－	冊	No.	－	冊	No.	－	冊

□他誌ご注文

	冊		冊

お名前	フリガナ ㊞	電話番号

| ご送付先 | 〒　－

□自宅　　□お勤め先 |

領収書　無 ・ 有　（宛名：　　　　　　　　　　　）

年　月　日

住 所 変 更 届 け

お 名 前	フリガナ	
お客様番号		毎回お送りしています封筒のお名前の右上に印字されております8ケタの番号をご記入下さい。
新お届け先	〒　　　　　都道 　　　　　　府県	
新電話番号	（　　　　　）	
変更日付	年　月　日より	月号より
旧お届け先	〒	

※ 年間購読を注文されております雑誌・書籍名に✓を付けて下さい。

- ☐ Monthly Book Orthopaedics （月刊誌）
- ☐ Monthly Book Derma. （月刊誌）
- ☐ Monthly Book Medical Rehabilitation （月刊誌）
- ☐ Monthly Book ENTONI （月刊誌）
- ☐ PEPARS （月刊誌）
- ☐ Monthly Book OCULISTA （月刊誌）

FAX 03-5689-8030

全日本病院出版会行

通常号⇒ No.278 まで 本体 2,500 円＋税
No.279 以降 本体 2,600 円＋税
※その他のバックナンバー，各目次等
の詳しい内容は HP
（www.zenniti.com）をご覧下さい．

編集顧問：本庄　　巖　　京都大学名誉教授

　　　　　小林　俊光　　仙塩利府病院
　　　　　　　　　　　　耳科手術センター長

編集主幹：曾根 三千彦　　名古屋大学教授

　　　　　香取　幸夫　　東北大学教授

No. 288　編集企画：
　　堀井　新　新潟大学教授

Monthly Book ENTONI No.288

2023 年 9 月 15 日発行（毎月 1 回 15 日発行）

定価は表紙に表示してあります．

Printed in Japan

発行者　　末　定　広　光

発行所　　株式会社　全日本病院出版会
〒 113-0033 東京都文京区本郷 3 丁目 16 番 4 号 7 階
　　　　　電話 （03）5689-5989　Fax （03）5689-8030
　　　　　郵便振替口座 00160-9-58753

© ZEN・NIHONBYOIN・SHUPPANKAI, 2023

印刷・製本　三報社印刷株式会社　　　電話 （03）3637-0005
広告取扱店　株式会社文京メディカル　電話 （03）3817-8036